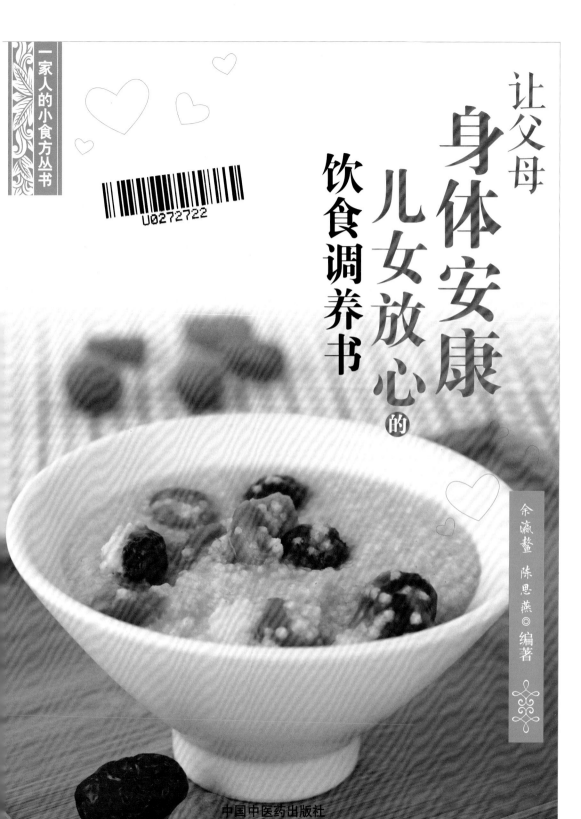

一家人的小食方丛书

让父母
身体安康
儿女放心的
饮食调养书

余瀛鳌 陈恩燕◎编著

中国中医药出版社
·北京·

前言

中医药博大精深，源远流长，是中华民族无数先贤的智慧结晶，其中不仅包括治病救人之术，还蕴含修身养性之道，以及丰富的哲学思想和崇高的人文精神，在悠久的岁月里，默默守护着华夏一族的健康，为中华文明的繁荣昌盛立下了汗马功劳。

到了现代社会，科技发达，物质丰富，人类寿命普遍延长，但很多新型疾病也随之出现，给人们带来了巨大痛苦。虽然医疗技术不断创新，但疾病同样"与时俱进"，在现代医疗技术与疾病的长期"拉锯赛"中，越来越多的有识之士开始认识到——古老的中医药并没有过时，而且，在很多疑难杂症、慢性疾病的防治方面，有着不可替代的优势。

正因如此，一股学中医用中医的热潮正在世界范围内悄然兴起，很多外国朋友开始尝试用中医治病，其中不乏一些知名人士。例如在2016年里约奥运会上获得游泳金牌的天才选手菲尔普斯，就曾顶着一身拔罐后留下的痕迹参赛，着实为中医免费代言了一把。在国内，中医药的简、便、廉、验，毒副作用小，也收获了大量忠实爱好者，他们极其渴望获得大量的中医药科普知识，但是，中医药知识深奥难懂，传承普及都不容易，这一现象也造成了此领域鱼龙混杂，给广大人民群众带来了一些伤害。

鉴于此，国家中医药管理局成立了"国家中医药管理局中医药文化建设与科学普及专家委员会"，其办公室设在中国中医药出版社。其成立目的就是整合中医药科普专家力量，深度挖掘中医药文化资源，创作一系列科学、权威、准确又贴近生活的中医药科普作品，满足人民群众日益增长的中医药文化科普需求。

在委员会的指导下，我们出版了《一家人的小药方》系列丛书，市场反响热烈。如今，我们再度集结力量，出版《一家人的小食方》系列丛书。两套丛书异曲同工，遥相呼应，旨在将优秀的中医药文化传播给大众。书中选择的大都是一些简单有效、药食两用的食疗小方，很适合普通人在家自己制作；这些药膳小方有些来源于中医古籍，有些来源于民间传承，都经过了长时间的检验，安全可靠。在筛选这些药膳方子时，我们也针对现代人的体质特点和生存环境，尽量选取最能解决人们常见健康问题的方子，并且按照不同特点，分别编成8本书，以适合不同需求的人群。

为了更加直观地向人们展示这些药膳，我们摄制了大量精美图片，辅以详细的制作方法、服用注意事项。全书图文并茂，条理分明，让人们轻轻松松就能做出各种营养丰富、防病强身的药膳，只要合理搭配，长期食用，相信对大家的身心健康、家庭和睦都有巨大的帮助。

为了确保书中所载知识的正确性，我们特别邀请中医药专家余瀛鳌教授领衔编写本套丛书。余教授为中国中医科学院资深教授，曾任医史文献研究所所长，长期从事古籍整理，民间偏方、验方的搜集整理工作，有着极其深厚的学术功底，为本丛书提供了相当权威、可靠的指导。在此，我们对余教授特别致谢。

在本丛书即将出版之际，我在此对所有为本丛书编写提供指导的专家表示深深的感谢，对为本丛书出版辛苦工作的众多人员致以真切的谢意。最后，还要感谢与本丛书有缘的每一位读者。

祝愿大家永远健康快乐！

中国中医药出版社社长、总编辑　范吉平

2017年8月8日

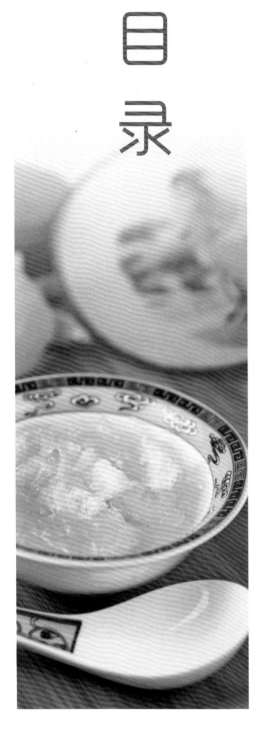

目录

壹 养老奉亲，从饮食开始

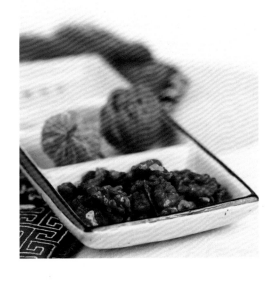

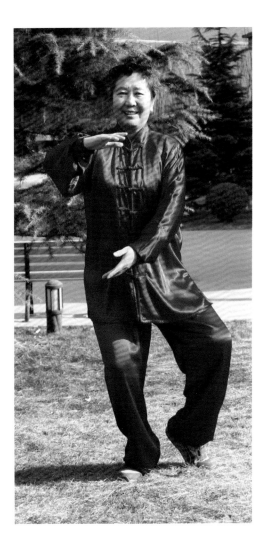

贰

四季调养，饮食防疾病

叁

补虚健体，
让衰老来得慢一点

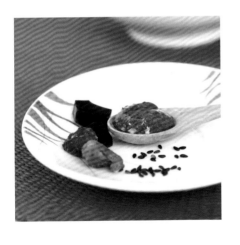

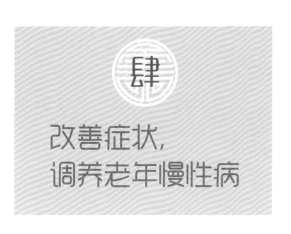

肆

改善症状，调养老年慢性病

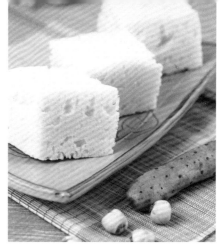

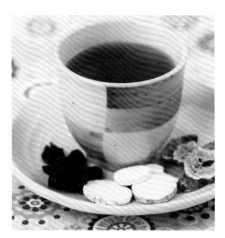

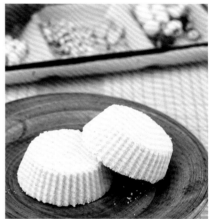

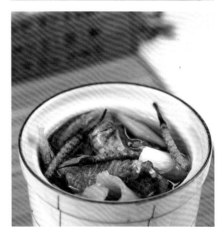

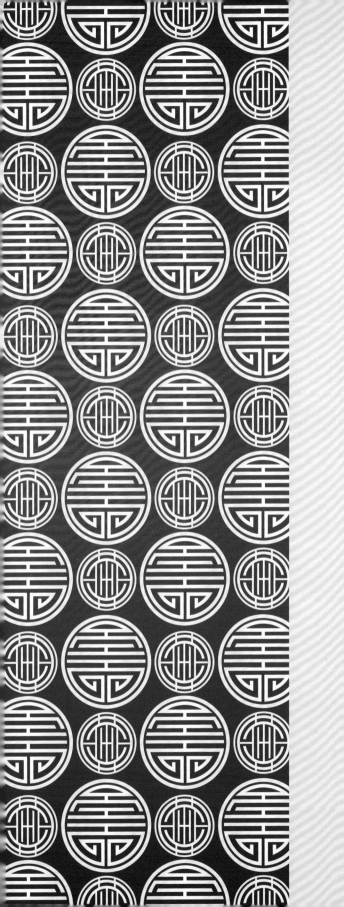

壹

养老奉亲，从饮食开始

敬老先要知老

在中国人的传统中，"百善孝为先"。"孝"是指对父母尽心奉养并尊敬、顺从，而"奉养"就是要照顾好父母的衣食住行，让他们身体健康、安心舒畅、颐养天年。

作为子女，怎样做才是尽孝，才能让父母获得真正的健康和快乐呢？要想照顾好父母，首先要了解老年人的身心特点和需求，才能更好地做到尊重、理解，从身心各方面给予关照。

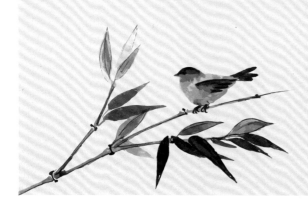

衰老是一个自然过程

随着我国进入老龄化社会，养老问题也日益凸显。敬老、爱老、养老，让我们的父母在衰老的过程中保持良好的身心状态，安心从容地老去，是每个子女不可推卸的责任和义务。

生、长、壮、老、已，是所有生命发展过程中的自然规律。"盛极必衰"，衰老是生命体经生长、成熟之后走向衰退的必然过程，如同日升日落、四季轮回。既然是自然规律，就无法回避，也不可改变，只有坦然面对。

衰老是一个漫长的人生过程，每个人都不可能长生不老或返老还童，但通过努力，推迟衰老、减少疾病、延年益寿、尽终天年则是可以实现的。让衰老的过程慢一点、提高生存质量，看到"最美夕阳红"，是养老的根本原则。

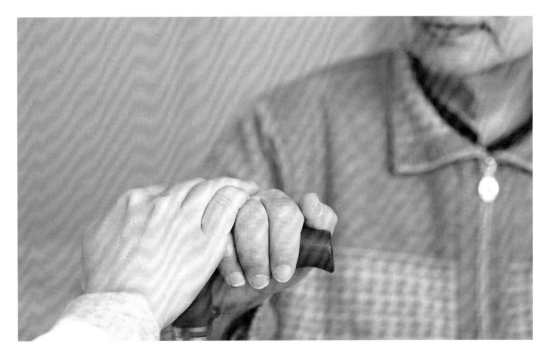

老年的三个阶段

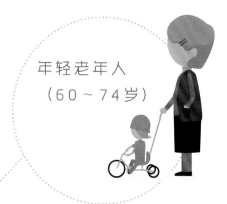

年轻老年人
（60～74岁）

老年是一个笼统的概念，涵盖了人生1/3左右的时间，衰老也是缓慢发展的，因此，不同年龄层的老年人不能一概而论，要根据其年龄阶段、身体衰退状况区别对待。

世界卫生组织（WHO）按年龄将老年人划分为三个阶段。

身体状况、体能虽有所下降，但精力还比较旺盛，不少人还活跃在工作岗位，或从事家务劳动、帮助看护第三代，生活可以完全自理。但此时已经出现退行性改变，老年慢性病发病率很高。

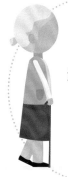

老年人
（75～89岁）

外表明显衰老，体能、机能的衰退日益突出，行动缓慢，认知功能、免疫功能均逐渐下降，各类疾病日益加重，死亡率极高，不少老人生活已无法完全自理，需要儿女适当照料。

能到这个阶段的老人都是身体基础好、心态乐观者，但由于身体各项机能都衰退了，可能随时因小病发生感染而出现快速离世的状况。高龄老人生活无法自理，一定要有人照料，避免独居而发生意外。

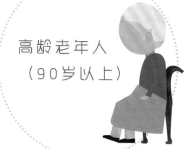

高龄老年人
（90岁以上）

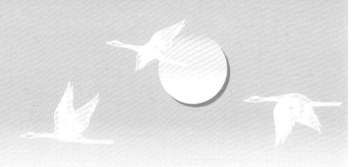

尽享"天年"不是梦

我们总说"颐养天年",到底什么是"天年"呢?

人类的天年是指人自然可以生存的寿命。中医认为,人类天年一般应在百岁以上。能尽享天年、度百岁以上、无疾而终的才能称为正常寿命,即所谓"尽终其天年"或"寿终正寝"。不及天年,早衰而终者则为"早衰夭寿"。

现代科学研究也与我国古代"天年学说"相似。如寿命系数学说,认为哺乳类动物的寿命应为其生长期的5~7倍。人的生长期大约为20年,其天年期限应为100~140岁。

> 黄帝问岐伯:"余闻上古之人,春秋皆度百岁,而动作不衰;今时之人,年半百而动作皆衰者,时世异耶?人将失之耶?"岐伯对曰:"上古之人,其知道者,法于阴阳,和于术数,食饮有节,起居有常,不妄作劳,故能形与神俱,而尽终其天年,度百岁乃去。今时之人不然也,以酒为浆,以妄为常,醉以入房,以欲竭其精,以耗散其真,不知持满,不时御神,务快其心,逆于生乐,起居无节,故半百而衰也。"
>
> ——《黄帝内经•素问》

从这段文字可以看出,人的过早衰老是由于不注重保养造成的。只有我们注意日常饮食、起居,保持心态平和,"度百岁乃去"才是可能的。

男女不同的生命周期

男性和女性的身体特点不同，有着不同的生命周期规律。中医学认为，女性以7年为一个周期，而男性以8年为一个周期，每个周期会发生一些明显的生理变化。《黄帝内经》中详细描述了男女不同的生命周期规律。

女子之数七

"女子七岁，肾气盛，齿更发长；二七而天癸至，任脉通，太冲脉盛，月事以时下，故有子；三七，肾气平均，故真牙生而长极；四七，筋骨坚，发长极，身体盛壮；五七，阳明脉衰，面始焦，发始堕；六七，三阳脉衰于上，面皆焦，发始白；七七，任脉虚，太冲脉衰少，天癸竭，地道不通，故形坏而无子也。"

男子之数八

"丈夫八岁，肾气实，发长齿更；二八，肾气盛，天癸至，精气溢泻，阴阳和，故能有子；三八，肾气平均，筋骨劲强，故真牙生而长极；四八，筋骨隆盛，肌肉满壮；五八，肾气衰，发堕齿槁；六八，阳气衰竭于上，面焦，发鬓颁白；七八，肝气衰，筋不能动，天癸竭，精少，肾藏衰，形体皆极；八八，则齿发去。"

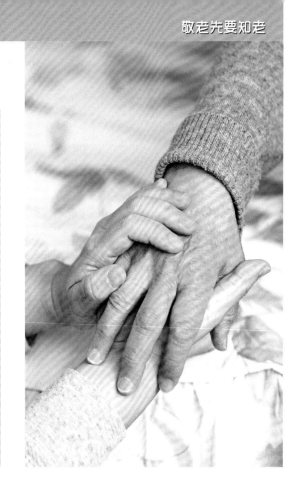

"女子之数七，丈夫之数八。女子七七四十九，任脉虚，冲脉衰，天癸竭，地道不通。丈夫八八六十四，五脏皆衰，筋骨解堕，天癸尽，脉弱形枯。女子过六十之期，丈夫逾七十之年，越天常数。上寿之人，若衣食丰备，子孙勤养，承顺慈亲，参行孝礼，能调其饮食，适其寒温，上合神灵，下契人理，此顺天之道也！"

——《养老奉亲书》

从这些描述可以看出：女性从五七35岁开始走下坡路，六七42岁开始衰老，七七49岁绝经，进入更年期，从中年向老年过渡，衰老过程加快了；男性从五八40岁开始走下坡路，六八48岁开始衰老，七八56岁进入更年期，从中年向老年过渡，八八64岁明显衰老。

了解生命周期的规律，可以帮助我们更好地加强养护，提前预防和控制疾病的发生、发展。长寿除了与先天禀赋有关以外，还与后天养生保健有着极为密切的关系。作为子女，在母亲50岁之后、父亲60岁之后，就要特别用心关照他们的饮食起居及心理健康，不仅能保障比较高的生活质量，对延长寿命也有直接作用。

衰老有这些表现

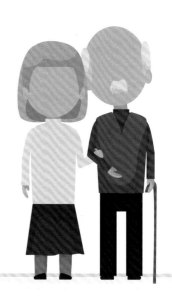

衰老是人体各项机能衰退的表现，容易出现各种慢性退行性疾病。一般生理状况会发生以下的改变，这些都是正常的生理状况。如果非要当作疾病去治愈，是比较困难的，人们所能做的就是要缓解不适，及时控制和延缓其发展。

体表外形的变化

毛发： 须发变白、干枯、脱落，变得稀疏或谢顶。

皮肤： 皮肤变薄，皮下脂肪减少，含水量下降，弹性减低，皮肤出现皱纹、松弛下垂，生黑斑（老人斑）。

牙齿： 牙龈组织萎缩，牙齿松动脱落，导致口唇干瘪、咀嚼困难。

骨骼： 骨钙流失加快，导致骨质疏松，容易骨折，骨质增生、骨刺、关节活动不灵、关节疼痛等多发。

肌肉： 肌肉萎缩，松软下坠，肌肉少而脂肪多，四肢乏力，行动迟缓。

身高： 随年龄增长而降低（身高在35岁以后每10年降低1厘米），弯腰驼背加重。

体重： 70岁之前的老年人体重较大，过了70岁，体重一般会随年龄增长逐渐降低，高龄老人普遍偏瘦，少有肥胖者。

器官功能下降

视力下降：老花眼加重，视物模糊，易出现青光眼、白内障及黄斑变性等眼病。

听力下降：耳聋、耳鸣。

心功能下降：心脏血流搏出量可减少将近一半，血压升高，易发生心悸失眠、冠心病、中风等心脑血管疾病。

肺功能下降：肺活量减少一半左右，活动容易喘促，出现胸闷、气短。

消化功能下降：胃酸、胰岛素等分泌量下降，饮食不能充分消化和代谢，血糖、血脂偏高，容易便秘或腹泻。

肾脏功能下降：肾脏排毒功能减少将近一半，易出现小便不利、水肿，或尿频、遗尿等。

肝功能下降：肝脏代谢及解毒功能下降，容易出现肝硬化、肝癌等疾病。

性功能下降：性欲降低，逐渐丧失性能力。男性出现阳痿、遗精、早泄、前列腺疾病，女性子宫萎缩，易患生殖系统肿瘤。

脑组织萎缩：导致认知、语言、记忆等能力下降，出现健忘、痴呆等症状。

机体调节控制作用降低

免疫力下降：容易患各种感染性疾病，如感冒、肺炎、尿道感染、膀胱炎等。

运动能力下降：由于骨骼、肌肉的退行性改变，造成动作缓慢，反应速度降低，身体沉重乏力，行走及活动困难，难以完成精细动作。

恢复能力下降：睡眠时间减少，容易疲劳困乏，且不易恢复，如有疾病，恢复很慢。

体温调节能力下降：对外界气温变化敏感，怕冷又怕热，容易受风寒、发热。

代谢能力下降：由于内分泌的失调及气血不畅，导致体内的痰湿、热毒、水液、代谢废物等毒素不易排出，易患各种肿瘤。

关爱老年人的心理健康

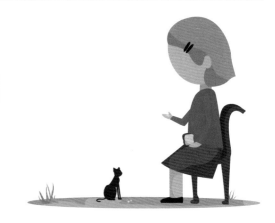

人到了老年，不光是生理状态会发生变化，心理状态也会发生一定的改变。我们常看到一些老年人性格与以前有很大不同，或言行像个孩子，或偏执，或古怪，都不要感到奇怪。

老年人确实有比较特殊的心理特点。研究发现，人的智力、性格、社会适应等心理特点会因年老而发生变化，这一方面是由于大脑萎缩退化引起的，另一方面，也是由于对衰老的心理不适应造成的。

唐代孙思邈在《千金翼方》中说："人年五十以上，阳气日衰，损与日至，心力渐退，忘前失后，兴居怠惰，计授皆不称心，视听不稳，多退少进，日月不等，万事零落，心无聊赖，健忘嗔怒，情性变异，食饮无味，寝处不安……"这段话生动论述了人在年老过程中生理、性格及情绪状态的一系列变化。

老年人在精神、心理方面容易出现以下的问题。

孤独

现在很多老人不与子女同住，尤其是单身独居老人，容易产生强烈的孤独感，觉得被子女遗忘、冷落，旧日亲友相继离去，自己又跟不上时代节奏，被社会抛弃，有一种不安全感。

情绪多变

当大脑退化或有脑部疾病时，常有明显的情绪变化，自我控制能力降低，容易因一些小事勃然大怒或情绪激动，难以平静，其变化激烈程度超出常理。

猜忌

一些老年人对周围人的不信任感增强，常计较别人的言谈举止，严重者认为别人居心叵测，常为之而猜疑重重。加上判断力和理解力减退，常使这些想法变得更为顽固，甚至发展为妄想。

固执己见

老年人人生经验丰富，而学习能力下降，所以容易相信以往的经验，坚持自己的判断，固执保守，不易接受新事物和新思想。

疑病

一些老年人总怀疑自己有某种疾病，个性又比较顽固、执拗，过分在意和放大不适感，并为此失眠、心神不定、反复求医。

焦虑、抑郁

老年人易出现焦虑、抑郁的情绪，表现为内心空虚、自责、苦闷，或有大难临头的紧张感，常为一些小事惴惴不安、担心害怕。老年抑郁症十分常见。

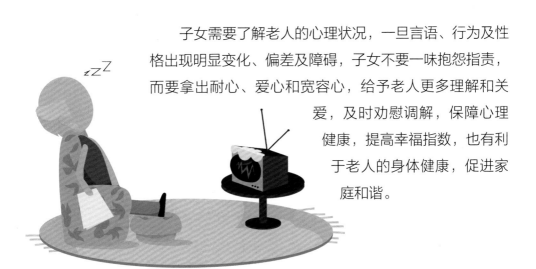

子女需要了解老人的心理状况，一旦言语、行为及性格出现明显变化、偏差及障碍，子女不要一味抱怨指责，而要拿出耐心、爱心和宽容心，给予老人更多理解和关爱，及时劝慰调解，保障心理健康，提高幸福指数，也有利于老人的身体健康，促进家庭和谐。

怎样调节心理问题

老年戒得

孔子曰："君子有三戒：少之时，血气未定，戒之在色；及其壮也，血气方刚，戒之在斗；及其老也，血气既衰，戒之在得。"老年人不妨时常提醒自己，尽量减少贪欲，淡然面对名利得失，这是调节心理健康的重要原则。

接受衰老

既然衰老是人生的必由之路，是不可抗拒的自然规律，老年人就不要抱有畏惧心理，也不要不服老，争强好胜。不妨坦然接受和面对出现的各种生理机能退化，不要勉强做力不从心的事，让自己身心放轻松一些，乐天知命、怡然自得、随遇而安是最佳心态。只有心态平和，才能愉快地度过晚年。

避免孤独

老年人孤寡者比较多，如果再不与儿女同住，闷闷独居，很容易产生心理问题及性格变异。此时，一方面需要子女常回家看看，另一方面，老人也要主动参加群体活动，多与外界人群沟通，有利于调节心理状态。

多接触年轻人

老年人如能经常和年轻人、孩子在一起，能从他们身上感受到朝气、活力，接触到最新的社会信息，对保持年轻、乐观、积极的心态非常有益。老年人的人生经验丰富，而年轻人欠缺的正是经验，所以，老年人的教育和指导对年轻人来说也是非常宝贵的。俗话说"家有一老，如有一宝"，家里的年轻人也一定要把老人当成宝。

加强运动

用进废退，运动能延缓身体的退行性改变，保持身体机能的正常运转，有提高免疫力、预防各类疾病的作用，身体好了，也能减轻子女的负担。同时，运动能宣泄体内的郁闷之气，使人心胸畅快，心情愉悦。适度的疲劳还能增进食欲、改善睡眠质量。所以，老年人不要贪享安逸，能动就要动起来。

寻找精神寄托

老年人要安排好自己的晚年生活，找到精神寄托，让生活更丰富多彩。在身体、精力等力所能及的条件下，投入自己喜爱、擅长的事，或继续工作、发挥余热，或含饴弄孙、尽享天伦，或琴棋书画、修身养性，或花鸟鱼虫、宠爱生灵，或漫游四海、开阔心胸。切忌长期孤坐家中，无所事事，生出郁闷，也不要过度依赖子女，一旦不能满足就产生失落感。人生最美夕阳红，提高自身修养，服务贡献社会，老年人一样可以活得精彩。

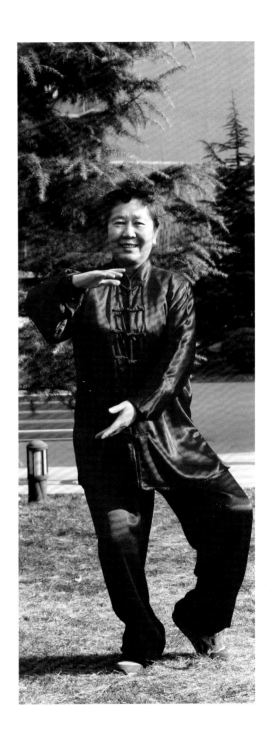

饮食调养第一

饮食调养是老年人保健的根本，是防病治病、长寿延年的重要手段。随着我国社会不断发展和富足，饮食也从"温饱型"向"保健型"过渡，老年人更要从"吃得饱、吃得好"转变为"吃得健康、吃得适度"。

中医养生学也认为，老年人的慢性疾病宜先用饮食来调养，通过饮食不能改善时，再加药物治疗。

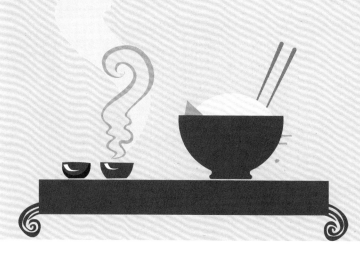

照顾饮食是孝敬父母的第一要务

孝敬父母是从照顾他们的日常饮食开始的。看似简单的一粥一饭，用不用心也是大不相同的。

> "主身者神，养气者精，益精者气，资气者食。食者，生民之天，活人之本也。故饮食进则谷气充，谷气充则气血盛，气血盛则筋力强。故脾胃者，五脏之宗也。四脏之气，皆禀于脾，故四时皆以胃气为本。"
>
> "若少年之人，真元气壮。或失于饥饱，食于生冷，以根本强盛，未易为患。其高年之人，真气耗竭，五脏衰弱，全仰饮食以资气血。若生冷无节，饥饱失宜，调停无度，动成疾患。"
>
> —— 《养老奉亲书》
>
> "百病横夭，多由饮食。饮食之患，过于声色。声色可绝之逾年，饮食不可废之一日。为益亦多，为患亦切（多则切伤，少则增益）。"
>
> —— 《养性延命录》

可见，饮食失当是老年人疾病生成、发展的重要原因。正是由于不可一日无饮食，吃得对，调养得当，缓慢补益，才能有益健康；反之，不良饮食日积月累，会终成疾患。

老年人的饮食应以温和补益为主，其中又以补肾、养肝和健脾为重。老年人只要根据自己的身体状况，进行合理的饮食调养，再配合其他的保健方法，远离疾病、追求天年就不再是梦想。

饮食调养在前，
医药扶持在后

老年人多多少少都患有一些老年慢性病，往往依赖于药物治疗。其实，药物治疗应该是第二位的选择，首先应该从饮食调养开始。如果经过饮食调养仍不见效，再实施药物治疗也不迟。因为不论西药还是中药，对人体都有一定的伤害和副作用，老年人本来就五脏虚衰，在"治病"的同时可能也会"致病"，应当慎之又慎。

即便是已经发病，必须用药治疗的情况，在病愈之后，也应及时停药，然后以饮食来调养，促其恢复。如果是必须长期服药的慢性病，只要饮食调养得当，病情保持平稳，也可以在医生的监督下减少药量，以减轻药物依赖，降低对身体的不良影响。

中医认为，药食同源，食物和药物都有不同属性和功效，对人体会产生一定的作用。只是食物的偏性较小，性质较为平和，对人体的影响较小，需要长期食用才有效果。而药物的偏性较大，对人体的影响明显，短期少量服用就会起到显著作用，治病立竿见影，但也有一定的副作用，尤其是不对症时，往往有害无益、加重病情。

还有一部分材料处于食物和药物之间，被称为"药食两用材料"，如山药、大枣、核桃仁、黑芝麻、枸杞子、百合、山楂、桑椹等。这些材料日常餐桌多见，既可作为食物，又有不错的保健功效，在食疗中最为多用。

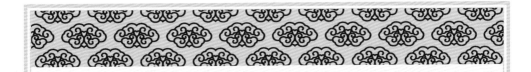

"缘老人之性，皆厌于药而喜于食，以食治疾，胜于用药。况是老人之疾，慎于吐痢，尤宜用食以治之。凡老人有患，宜先食治；食治未愈，然后命药，此养老人之大法也。是以善治病者，不如善慎疾；善治药者，不如善治食。"

"凡人疾病，未有不因八邪而感。所谓八邪者，风、寒、暑、湿、饥、饱、劳、逸也。为人子者，得不慎之。若有疾患，且先详食医之法，审其疾状，以食疗之。食疗未愈，然后命药，贵不伤其脏腑也。"

"常见世人治高年之人疾患，将同年少，乱投汤药，妄行针灸，以攻其疾，务欲速愈。殊不知上寿之人，血气已衰，精神减耗，危若风烛，百疾易攻。至于视听不至聪明，手足举动不随；其身体劳倦，头目昏眩，风气不顺，宿疾时发；或秘或泄，或冷或热，此皆老人之常态也。不顺治之，紧用针药，务求痊瘥，往往因此别致危殆。"

"且攻病之药，或吐或汗，或解或利。缘衰老之人，不同年少真气壮盛，虽汗吐转利，未至危困。其老弱之人，若汗之，则阳气泄。吐之，则胃气逆；泻之，则元气脱，立致不虞。此养老之大忌也。"

"大体老人药饵，止是扶持之法。只可用温平顺气、进食补虚、中和之药治之，不可用市肆、赎买、他人惠送、不知方味及野狼虎之药与之服饵，切宜审详。若身有宿疾，或时发动，则随其疾状，用中和汤药顺，三朝五日，自然无事。然后调停饮食，根据食医之法，随食性变馔治之。此最为良也！"

——《养老奉亲书》

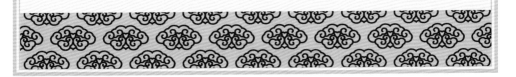

老人补虚要对证

老年人五脏虚损是常态，因此，日常饮食要注重补虚。但也有不少人一说补虚，就盲目地加人参、虫草、燕窝、甲鱼等材料。殊不知，人的体质各异，寒热虚实有别，补错了比没有补还要糟糕，严重的还会加重虚损，得不偿失。切忌盲从他人，别人说好、广告说好的我就吃，价钱贵的、别人送的一定好，这都不是理性的态度。因此，在给老人补虚之前，先要了解一些基本的中医补益原则，做到对证食疗，才能达到理想的效果。

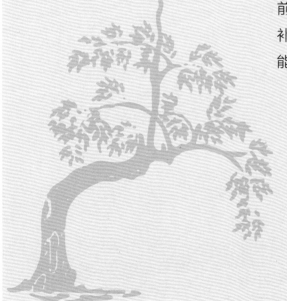

分清食材寒热

食物也分寒凉温热

中医认为，所有的食物和药物都有寒、凉、温、热的不同内在属性，也称为"四气"或"四性"。它反映了食物对人体阴阳盛衰、寒热变化的影响和作用。进食后如身体有发热的感觉，此食物为温热性，如有清凉的感觉，此食物则为寒凉性。

不在这四性范围之内的，一般食性平和，作用比较和缓，称为"平性"，如粳米、小麦、大豆、山药、胡萝卜等。这类食物大多具有健脾开胃、强壮补益的作用，适合大多数人食用。

热性 能使身体生热，促进血液循环，具有扶助阳气、温里散寒、祛除寒邪等功能。如花椒、胡椒粉、辣椒、肉桂等。

温性 比热性温和，具有发散表寒、温中散寒、温通气血等功能。如韭菜、洋葱、海参、牛肉、羊肉、生姜、樱桃、荔枝、桂圆、大枣等。

平性

凉性 比寒性温和，具有清热养阴、益阴除蒸等功能。如菠菜、油菜、番茄、茄子、鸭肉、莴笋、梨、柚子、黄瓜、冬瓜等。

寒性 具有清热泻火、清热解毒、清热燥湿、清热凉血等功能。如西瓜、苦瓜、牛蒡、大白菜、荸荠、甘蔗、香蕉、螃蟹、空心菜等。

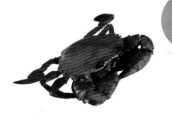

分清人体寒热

你是哪种体质

每个人的体质都是不同的，它受遗传、年龄、生理阶段、生活环境、饮食习惯、疾病等很多因素的影响，并会随之变化。

体质的分类方法很多，最简单、最基本的就是按照寒、热来分类。我们可以通过观察身体状况，如形体、神色、眼睛、舌头、口气、食欲、体味、情绪、大便、小便、排汗、经带、肿痛等，来判断一个人体质的寒热。

大多数人都会表现出某一方面的偏向。如果寒热症状都不多，说明体质偏向并不明显，就属于平性体质，是比较健康的。

寒性体质

✔ 经常手脚冰冷，脸色苍白，有贫血倾向

✔ 怕冷，夏日在空调房会感到非常不适，要穿长袖才行

✔ 喜欢热饮、热食，不喜冷饮、冷食，饮食稍有寒凉就感到不适

✔ 不易口渴，不爱喝水

✔ 容易腹泻，大便较稀，经常不成形

✔ 尿多而色淡，尿频

✔ 容易疲劳，四肢无力，精神萎靡

✔ 体温偏低，但容易出汗，汗味淡

✔ 血压偏低，常感晕眩

✔ 免疫力差，常感冒，病后痊愈较慢，代谢能力较差

✔ 舌头颜色淡红，嘴唇无血色，舌苔较厚

✔ 女性经期常推后

✔ 性格偏安静内向

✔ 平常怕冷，但也容易虚火上炎

热性体质

✓ 经常头部发热，面色潮红

✓ 眼睛常红肿，脸上、身上易长皮疹、疮疖

✓ 怕热不怕冷，手脚心发热，手心易出汗

✓ 不喜热饮，最爱冷饮、冷食

✓ 体温偏高，容易出汗，汗味浓，有体臭、脚臭

✓ 常口舌干燥，爱喝水

✓ 舌苔厚而黄，容易口臭

✓ 容易精神紧张、兴奋、烦躁，心跳快，脾气大，性子急，易发怒

✓ 血压偏高，易头晕、头痛

✓ 经常便秘或大便干燥

✓ 尿少而黄

✓ 易上火、发炎，体表如有炎症常见红肿热痛，有出血倾向

✓ 女性经期常提前，女性分泌物浓而有异味

✓ 腺体分泌亢进，代谢功能旺盛，容易饥饿

真正的健康是平衡

健康不是追求强壮到极致，而是追求人体的平衡。它包括人体内寒热、阴阳、气血等的和谐平顺，弥补不足，调整偏颇。因此，人体的寒热皆不能过度，否则就容易致病。

寒热体质调养原则

调节寒热体质，应遵循"寒者热之，热者寒之"的原则。如果是热性体质者，就多选择寒性或凉性的食材；如果是寒性体质者，可多选择温性或热性的食材。一般的平性食材则寒热体质均宜。

补气虚

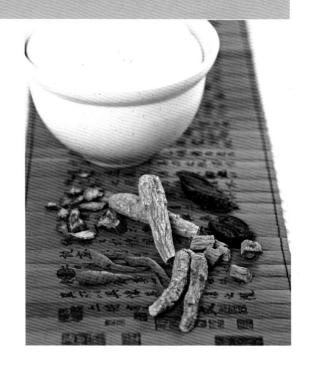

气虚有哪些症状

人体的运转全赖元气。元气藏于肾，而周身脏腑器官组织在元气的激发和推动下，才能发挥各自的功能。所以，当人体元气不足时，常常表现为某些脏气虚的症状。

脾气虚：食欲不振，大便溏泄、脘腹胀满、神倦乏力，面色萎黄，消瘦或水肿，易出血，老人常见脏器下垂，如胃下垂、子宫下垂、脱肛等。

肺气虚：气少喘促，动则益甚，咳嗽无力，声音低怯，体倦神疲，易出虚汗。

心气虚：心悸怔忡，胸闷气短，活动后加剧。

补气虚这样吃

气虚者宜吃山药、红枣、扁豆、刀豆、黄豆、粳米、栗子、猪肚、鸡肉、牛肉、香菇、饴糖、蜂蜜等食物。

也可适当添加人参、西洋参、党参、太子参、黄芪、白术等补气药材。

补气虚的禁忌

补气虚的药食材料普遍性甘温或甘平，易产生壅滞、湿热等问题，湿盛中满、腹胀、便秘者不宜多用。

在服用人参等补气虚材料时，不要同时食用萝卜、凉茶等耗气寒凉之品，以免影响补气效果。

补阳虚

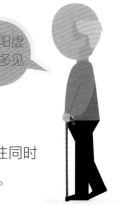

老人阳虚最为多见

阳虚有哪些症状

阳虚是指人体的阳气不足，以肾阳虚弱为主，也往往同时兼有肝、脾、肺的虚弱症状，多见于久病体弱者及老年人。

肾阳不足：肢冷畏寒，腰膝酸软，尿频遗尿，性欲淡漠，男性阳痿早泄、精寒，女性白带清稀、崩漏、宫冷。

脾肾阳虚：脘腹冷痛，阳虚水肿。

肝肾不足：精血亏虚，眩晕耳鸣，须发早白，脱发，筋骨痿软，骨质疏松。

肺肾两虚：肾不纳气所致虚喘。

补阳虚这样吃

阳虚者宜吃羊肉、狗肉、鹌鹑肉、鸽子肉、猪腰、海参、虾、胡萝卜、核桃、肉桂、韭菜、姜、葱等食物。

也可适当添加杜仲、冬虫夏草、鹿茸、巴戟天、肉苁蓉、淫羊藿、补骨脂、益智仁、沙苑子、菟丝子、海马、蛤蟆油等药材。

补阳虚的禁忌

补阳虚的药食材料普遍性质温热，以甘、辛、咸味为主，咸能补肾，辛甘能化阳，有助于补肾阳，温煦脏腑。但多吃的话，容易助火伤阴，尤其是助阳的药材比较燥烈，所以，阴虚火旺者忌用补阳药材，补阳的食物也应少吃。

没有阳虚者切莫为一时贪欢而多服补阳、壮阳品，其燥烈伤阴，不可乱补。

补血虚

血虚有哪些症状

血虚主要表现为面色苍白或萎黄、嘴唇及指甲苍白、眩晕耳鸣、心悸怔忡、失眠健忘、月经周期推迟、经量少色淡、甚至闭经等。

补血虚这样吃

血虚者宜吃鸡肝、鸭肝、猪肝、猪心、猪蹄、羊肝、菠菜、乌鸡、红枣、墨鱼、荔枝、胡萝卜、牛筋、花生、樱桃、葡萄、芝麻等食物。

也可适当添加桂圆（龙眼）、当归、阿胶、熟地黄、何首乌、白芍等药材。

由于"有形之血不能自生，生于无形之气"，因此，补血常与补气同时进行，才有较好的效果。

补血虚的禁忌

补血虚的药食材料普遍甘温质润，主入心肝血分，但也多有滋腻黏滞的特点，所以，脾虚湿阻、气滞食少、消化不良者不宜多吃。

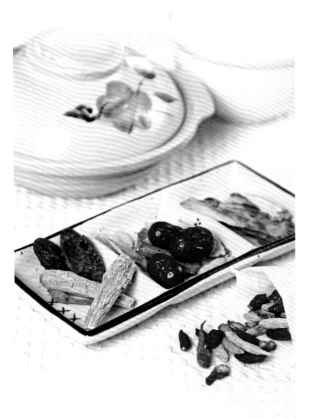

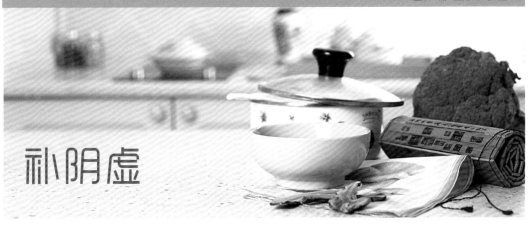

补阴虚

阴虚有哪些症状

阴包括人体的精、血、津液等有形体液。阴虚一方面是人体阴液不足，另一方面也容易出现内热或阳亢症状。五脏皆可出现阴虚症状，表现也有所不同。

> 肺阴虚：干咳少痰，咯血或咽喉肿痛、声音嘶哑，皮肤干燥，肠燥便秘。
>
> 胃阴虚：口干咽燥，胃脘隐痛，饥不欲食，或脘痞不舒，或干呕呃逆。
>
> 脾阴虚：食纳减少，食后腹胀，便秘，唇干津少，干呕呃逆，舌干苔少。
>
> 肝阴虚：头晕耳鸣，眼睛干涩，肢麻筋挛，指甲干枯。
>
> 肾阴虚：头晕目眩，耳鸣耳聋，牙齿松动，腰膝酸痛，遗精。
>
> 心阴虚：心悸怔忡，失眠多梦，潮热盗汗，五心烦热。

补阴虚这样吃

阴虚者宜吃鸭肉、甲鱼、鲍鱼、燕窝、牡蛎、牛奶、莲藕、荸荠、百合、桑椹、黑芝麻、银耳、甘蔗、柚子、梨等食物。

也可适当添加沙参、麦冬、石斛、玉竹、黄精、枸杞子、女贞子、天门冬、龟甲、鳖甲等养阴药材。

补阴虚的禁忌

补阴虚的药食材料普遍性质甘寒，多能清热养阴，润燥生津。但脾胃虚寒、痰湿内阻、腹满便溏、腹泻不止者慎用。

食疗重补肾、肝、脾

老年人五脏虚衰，尤以肾衰、肝衰、脾衰为主。所以，在食疗补益时，要特别注重补肾、养肝、健脾。

补肾虚能延年益寿

肾为先天之本，藏精气，主骨生髓，主纳气，肾气通于耳，其华在发，开窍于二阴，与泌尿系统及生殖系统关系密切。肾中精气的盛衰决定着人体的生命状态。中年以后，肾气虚衰是导致衰老的根本原因。

要想延缓衰老，补肾是关键。老年人以肾阳虚比较常见，补肾应以益肾气、补肾精为主，以改善腰酸腿软、骨质疏松、须发早白、牙齿脱落、脑力衰退、耳聋眼花、四肢冰凉、尿频、便溏腹泻、神疲乏力、虚喘气短、嗜睡、易出虚汗、阳痿、早泄、遗精、遗尿等症状。

补肾宜多吃山药、海参、牡蛎肉、黑芝麻、桑椹、核桃仁、莲子、松子、栗子、榛子、韭菜、猪腰、羊肉、虾、甲鱼等食物，也可根据自身情况添加枸杞子、人参、冬虫夏草、灵芝、杜仲等药材。

黑色对应人体的肾，多吃黑色食物（包括紫色、蓝色）有益于补肾，抗衰老。如有"黑五类"之称的黑木耳、黑豆、黑芝麻、黑米、香菇，还有紫菜、紫甘蓝、蓝莓、乌鸡等也对补肾抗衰非常有益。

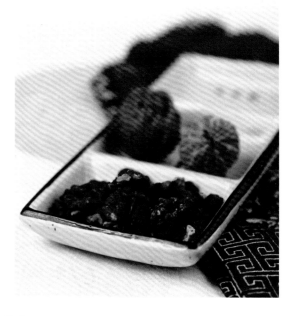

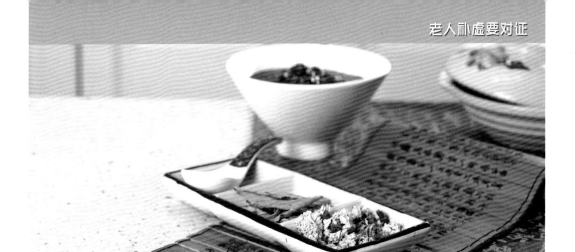

养肝血能容颜不老

肝主藏血，主疏泄，主筋，其华在爪，开窍于目。肝与人体造血系统、解毒系统关系密切。

肝功能正常，可保持全身气机畅通，气血调和。肝的特点是"肝气常有余，肝血常不足"，肝气有余则容易上亢或郁滞，而肝血不足则容易血虚或血瘀。

肝阳上亢易出现烦躁易怒、面红耳赤、头胀头痛、眩晕耳鸣、失眠多梦、高血压等状况。可多吃些绿色食物，如菠菜、绿豆、空心菜、芹菜、荠菜、马齿苋、苦瓜等，以平抑肝阳，清肝解毒。还可添加菊花、桑叶、金银花等药材，以增强食疗效果。

肝气郁结易引起胸胁胀满窜痛、情绪抑郁。可多吃些柑橘、山楂、猕猴桃、柠檬、乌梅、陈皮等酸味食物，以理气解郁。

肝血不足易血虚，表现为面色苍白无光、眼睛干涩、视物不清、疲倦乏力、容颜枯槁早衰等。肝血瘀滞则面色晦暗青黑、面多瘀斑、易患肝脾肿大、肝炎、肝硬化、肝癌等肝病，女性易患妇科肿瘤。养肝血、化血瘀可多吃墨鱼、猪肝、红枣、黑木耳、黑芝麻、桑椹、樱桃、胡萝卜、阿胶、海参、枸杞子等食物。

喝茶对解肝郁、降肝火、解肝毒、调肝血十分有益，如绿茶、乌龙茶、普洱茶、枸杞茶、菊花茶、玫瑰花茶、白梅花茶、合欢花茶等，都有一定的养肝作用，常饮不仅让人容颜不老，还能防治肝病。

健脾胃能增强活力

脾主运化，主升，主统血，主肌肉、四肢，开窍于口，其华在唇。脾与人体消化系统密切相关。

脾为后天之本、气血生化之源，饮食全赖脾气以健运。中年以后，人体脾胃虚衰，不能充养先天之精气而致衰老。所以，老年人要通过饮食来补气健脾，即"补后天以养先天"。脾虚是"百病之源"，老年脾虚是很多老年慢性病的发病原因之一。

脾胃不健，不但会出现食欲不振、腹胀、便溏等消化失常症状，使人体气血亏损、体弱倦乏、精神萎靡，而且还会导致代谢失常，引起水肿、肥胖、糖尿病、高脂血症等代谢障碍疾病。

调养脾胃是滋补饮食的关键，因为脾胃功能不佳的话，任何补益的材料都难以消化吸收，也就无法实现它的补益作用。

脾的特点是"阳气易衰，阴气易盛，且喜燥而恶湿"，养脾胃的重点在于健脾气、去脾湿。老年人补脾宜脾肾同补。

黄色对应人体的脾，黄色是泥土的颜色，代表着根基。所以，黄色食物有健脾的作用。如黄色的谷粮类及根茎类食物，以及黄色的蔬菜、果实，都有一定的健脾作用。

益脾气的材料：小米、玉米、红枣、莲子、芡实、土豆、南瓜、甘薯、牛肉、鸡肉、鸭肉、鲤鱼、栗子、山药、猪肚、黄豆、豆腐、豆浆、扁豆、牛奶、苹果、菠萝、橙子、柑橘、生姜、胡萝卜、葡萄、樱桃、莲藕、黄芪、白术等。

燥湿化湿的材料：砂仁、草果、豆蔻、茯苓、薏米、赤小豆等。

促进脾胃消化、化解积滞的材料：猪肚、山楂、陈皮、鸡内金、炒谷芽、炒麦芽、苏梗等。

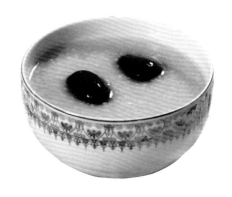

补虚的误区

日常补益不宜"峻补"

"峻补"指用强力补益药治疗气血大虚的方法，一般只适用于极度虚弱或危重证候，如十全大补汤等。用药多、剂量大的药方，不宜用于日常饮食补益，否则只会加重亏损，有害无益。老年人的虚弱往往是日积月累、缓慢发生的，补虚也应以"温补"为主，不图药到病除，只求平稳适度，日久自然见效。

不是越贵越好

日常补益调养是以食物或药食两用材料为主的，不必追求昂贵的补品、保健品。如石斛、冬虫夏草、人参、燕窝等，价格高昂，也不是人人适合。食疗可以丰俭由人，不分贫贱，相似的功效用便宜的食材代替，只要吃对了，也可起到很好的效果。

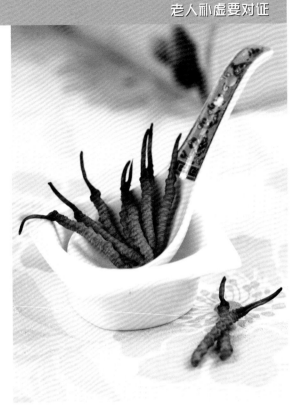

小心"虚不受补"

如果是老人身体比较虚弱或刚经历了一场大病、手术，人体气血损耗很大，伤了元气，全身乏力，脾胃非常虚弱，感觉没有胃口，再有营养的东西也吃不下，即便吃下去，很多也消受不了，反而引起便秘、燥热出血等现象。这是由于脾胃还没调理好就盲目进补而出现的"虚不受补"现象。

防止此现象，就要从好消化的汤粥、半流食开始，以清淡食物为主，少吃油腻黏滞的药食材料，调养好脾胃后再补益。

老年人的饮食宜忌

青壮年人的消化、代谢能力都较强，在饮食上还有随心所欲的资本，即便脾胃稍有不适，或吐或泻，自我调节及恢复能力也很强。而老年人脾胃虚弱，运化、耐受、修复能力均较弱，又禁不住呕吐、泄泻、大汗等的消耗，因此，就要格外注意饮食宜忌，养成有利于养生的饮食习惯，才能防患于未然。

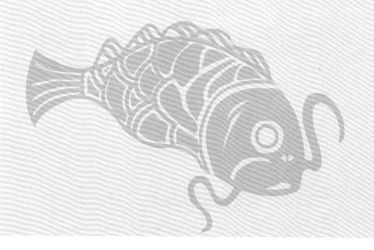

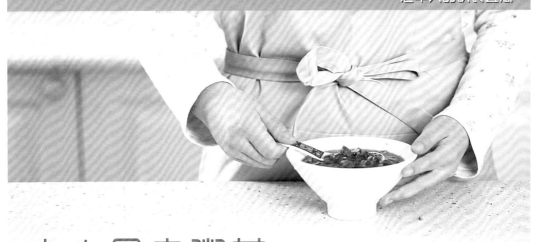

老人最宜粥养

我国传统养生理论认为，粥为"世间第一补人之物""粥能益人，老年尤宜"。粥适合老年人对营养、温度、软硬、口味的所有需求，并可减轻咀嚼和脾胃运化的负担，有利于消化吸收。喝粥养生，胜过各种长生不老仙丹。

粥是以各种谷物为基本原料，配以一定比例的肉、蛋、菜、果、中药等材料，经熬煮而成的半流质食品。具有软烂易消化、温热暖脾胃、四季皆宜的特点，而且加工方便，易于烹制，搭配自由，用料加减随意，口味清淡，特别适合牙齿不全、咀嚼功能差、脾胃虚弱的老年人日常食疗保养。

三餐均可食粥，早餐尤宜。我国传统早餐多半都有粥，这是一种非常好的饮食习惯，对于养护肠胃、清肠通便、促进营养物质的吸收特别有益。

老年人在患病期间、手术后恢复时期以及有吐泻状况时，往往食欲较差，都适合以粥来调养。在粥中可添加炖烂切碎的肉、蛋、菜等高营养的食物，还可添加蛋白粉等营养粉同吃，以保障营养充足。

如果是患有糖尿病的老人，粥不宜煮得过烂，否则易导致餐后血糖升高过快，不利于血糖控制。不妨添加一些粗杂粮或豆类，代替精米煮粥，稳定血糖效果较好。

宜温热熟软，忌黏硬生冷

多温热，少寒凉

老人气血本就偏弱，脾胃最不耐寒凉克伐，饮食寒凉容易引发腹痛、腹泻等脾胃虚寒证，腹泻尤伤气阴，对老人养生不利，特别是肠胃疾病流行的夏秋季节更应注意。

"温热寒凉"既指食物的温度，也包含食物的属性。一方面，平时进食温度以不烫口、不冰凉、常温偏热为宜，少吃刚从冰箱取出的食物及冰饮；另一方面，也不宜多食螃蟹、苋菜等寒性食物，秋冬季节更为不宜。如梨等凉性水果，在食用时最好煮熟再吃，以缓解凉性，更为安全。

当然，也要避免吃过烫的食物，以免损伤消化道黏膜，诱发溃疡、炎症及肿瘤等病变。

多熟软，少生硬

老人的牙齿多有缺损，食物宜加工细碎、熟烂软嫩、易咀嚼吞咽、易于消化，不宜质地坚硬、太老及粗纤维太多的食物，否则不仅不易咀嚼，而且不好消化。

未完全熟制的生鱼生肉、生鲜水产，老年人也少吃为妙。比较寒凉或质地较硬的食材，一定要煮到熟软或加在粥中同煮再食用，既能使其软烂适口，又能缓和其寒性。

注意饮食安全

老人的判断力和控制力均有所下降，容易发生意想不到的安全事故，所以，在饮食中要尽可能剔除一些动物原料所带的硬壳、骨刺，植物原料所带的硬皮、核、籽等，去除安全隐患，以免误食而损伤消化器官、堵塞食管。

此外，老人的免疫力较差，饮食卫生、安全永远要放在首位。不洁净的食物、腐败异味的食物、黏硬有毒的食物、来路不明的少见食物，切不可让老人食用。

"老人之食，大抵宜其温热熟软，忌其粘硬生冷。"

"秽恶臭败，不可令食；粘硬毒物，不可令餐……暮夜之食，不可令饱。"

"尊年之人，不可顿饱，但频频与食，使脾胃易化，谷气长存。若顿令饱食，则多伤满。"

—— 《养老奉亲书》

"凡食，先欲得食热食，次食温暖食，次冷食。"

"故人不要夜食，食毕但当行中庭，如数里可佳。饱食即卧生百病，不消成积聚也。食欲少而数，不欲顿多难销。常如饱中饥、饥中饱。故养性者，先饥乃食，先渴而饮。恐觉饥乃食，食必多；盛渴乃饮，饮必过。"

—— 《养性延命录》

宜少食多餐，忌饮食过饱

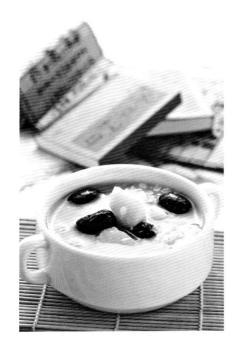

老年人对饮食总量的需求减少，运化功能也较差，故饮食宜少食多餐，以每日4~5餐为宜，每餐七八成饱即可。若老人每餐进食过多，不仅脾胃难以运化，还易诱发心脏病、糖尿病等，并对大小便、睡眠都有一定的影响。尤其是晚餐，更应少吃。俗话说"少食申后饭"，申时为下午3~5点，此后就要少进餐。如果吃得过饱，切莫"饱食即卧"，饭后百步走才可化解。莫等饿极了才吃饭，莫等渴极了才喝水，这样一定会饮食过度。这些都是古人养生的经验总结，至今仍很适用。

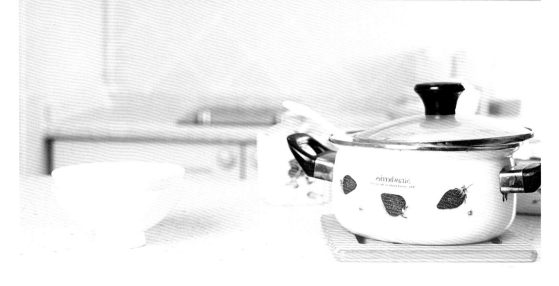

宜饮食清淡，忌肥甘油腻

多蒸煮，少油炸

老年人脾胃虚衰，运化功能减弱，宜多用清蒸、炖煮、氽烫、涮等以水为传热介质的加工方法烹制食物，这样水多油少，口味比较清淡。

少用或不用炸煎、烧烤、熏制等以油为传热介质或直接加热的加工方法，因其不仅使食物更偏燥热，而且加工后的食材多油腻、坚硬，难以咀嚼和消化。

多素食，少荤腥

老年人在饮食上宜少荤多素，尤应多食五谷和新鲜蔬果。随着年龄增长，人的血压、血脂、血糖平均值均会升高，血管偏于硬化，如肉类进食过多，会加快心血管疾病、糖尿病等的发生、发展。

多保持原味，少加调味品

老年人饮食宜清淡，烹调时应突出食材的原味，以补养五脏。各种口味的调味品均不宜过量使用，以免口味过重、过偏。

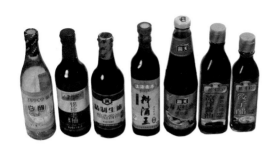

过辛（辣）则助火生热，耗气动血，伤津燥渴。如辣椒、花椒、胡椒粉、葱、姜、蒜、芥末、酒等辛热的调味品均不宜多加。气虚、阴虚内热、有肺病者尤慎。

过咸则凝滞血脉，伤肾动水。烹调中一定要注意限制盐、酱油的用量，尤其是患有高血压、冠心病、肾病水肿的老人。

过甜（甘）则滞气满中，助湿生痰。因此，加糖不可过度，糖尿病患者尤其要重视。

过酸易伤骨、损齿。酸味会软化骨骼，加速钙质流失，筋骨酸软、骨质疏松、牙齿过早松动者烹调时不宜多加醋。

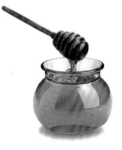

宜温补，忌寒泻

老年人即便体内有热，也往往是虚热，与年轻人的实热有所不同。在调养时应多通过温补之品，以滋阴润燥来清热，而不要用苦寒克伐之品，以通利泄泻来泻热，尤其是长时间腹泻，对老人气血损伤很大，阳气虚损只会加重。

特别是高龄老人，在食物选择上，少吃寒性、苦味重、易致腹泻的食物，如螃蟹、苦瓜、苦苣等，少饮苦丁茶、莲子心茶等茶饮。

如果是便秘，老年人最好通过甘润肠燥的食物通便，如黑芝麻、核桃仁、蜂蜜等，而少用泻热通肠的导泻药。也不可通过进食生冷寒凉来刺激肠胃，这样的方法不适合老年人养生。

顺应四时，安养身心防疾病

中国传统文化崇尚"天人合一"，认为人类的生命活动是与自然变化规律相适应、和谐共生的。大自然有"春生、夏长、秋收、冬藏"的特点，人体应适应四季气候、阴阳变化的规律，从精神、起居、饮食、运动诸方面调节自己的养生方法，特别是在饮食的选择上要有所变化，做到"因时而异"。

不同季节应重点补养不同的脏腑，即春养肝、夏养心、秋养肺、冬养肾。由于脾胃是人体的后天之本，因此，一年四季都应养护脾胃。

在食材选择上，还要注意"夏凉冬温"的原则，即春夏季节，人体偏热，可适当选择偏寒凉的食材，而秋冬季节，人体偏寒，温热食材比较适合。

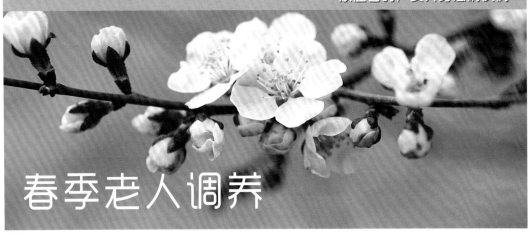

春季老人调养

春季宜养肝

春属木，主生发，通于肝。春季大地万物萌生，人体阳气升发，肝气旺盛，此时最宜养肝补血、疏肝解毒。由于春季风邪较盛，有旧病宿疾者易发病，尤其是肝气不调及肝血亏虚导致的头晕目眩、头痛、烦躁失眠等症偏多，高血压、冠心病、中风、肝炎、肺炎、风疹疮癣、瘙痒过敏、流感等发病率均较高。

春季护起居

春季乍暖还寒，老人气弱、骨疏，体温调节能力差，易感风寒，尤不可顿减棉衣，应逐渐减少，特别是心血管病患者，忽冷忽热更易发病。

春季老年人应夜卧早起，选择温暖少风的日子，多外出散步、踏青游玩、赏花远眺，使心情愉悦畅快，对疏解肝气非常有益。切忌孤坐家中，怨怒郁闷。

春季调饮食

人体的肠胃经过冬季的长期进补和正月的美食，积滞较重，多生痰热。春季应减酸增甘，提高脾胃运化能力，以清热化痰。如稍有宿疾热病发动，不要马上用疏散利导的药物，以免伤及脏腑引发其他疾病，可以先选择食性偏凉利的食疗方调理，使内风痰热得以消散，自然通畅。如没有明显症状，不可乱吃药。

春季不宜多吃辛热刺激、肥甘油腻、黏滞难化的食物，以免助热生火、阻滞肠胃、酿生痰热。

夏季老人调养

夏季宜调心

夏属火，主长养，通于心。夏季高温夹暑湿，人体易阴津耗伤，或湿热化火，导致心火旺盛、烦躁不眠，调养尤以安养心神为要。此时人体脾胃功能趋于减弱，食欲偏低，若纵意当风，任性食冷，多有暴泄之患。

夏季护起居

老年人夏季是比较难过的，尤其要加强养护。一方面所处环境要保持凉爽通风，另一方面，又要小心贼风受凉。应多处于宽敞、洁净之所，或有树荫、水塘处，有自然的清凉。最好不要在过道有穿堂风的地方纳凉，也不宜直吹风扇或常开空调。潮湿闷热时可将空调开启除湿功能，温度设定不要低于28℃，尤忌睡眠时开空调、风扇。

即便是盛夏，老年人也不可因贪凉而袒露胸腹腰背，室内外均应穿轻薄透气的衣服遮蔽挡风。

夏季人体能微微出汗是正常的，若完全不出汗，反而不利于发散湿热毒邪，积聚在体内容易致病。但出汗也不可过度，尤其是肥胖的老年人，若遍身流汗，心烦口渴，易加重气阴两虚之症。

夏季宜晚睡早起，不要睡眠时间太长。早晚凉爽时可适当外出活动。白天炎热暴晒，最好不要外出，午后若能小睡一会儿，有利于弥补睡眠的不足，养护精神。

静能养阴，心静自然凉。夏季容易心情烦躁，神昏困乏，尤其是高龄老人，更要时时休息，减少活动，子女可多陪伴闲聊，令其心情愉悦，减轻烦闷之感。

夏季调饮食

夏季饮食宜减苦增辛。心气盛、心火旺者，可多吃些甘平偏凉的食物，以养心清热，生津止渴，降火除烦。

老年人饮食以常温为宜，最忌在暑热天气时贪凉饮冷，如冷饮、凉粉、冰粥、雪糕等。生冷瓜茄果品也要控制食用量，不要吃太多，以免腹内受寒，致脾阳损伤，出现腹痛、腹泻。老年人脾胃本就虚弱，禁不起内寒外热的夹击，更易致病。

夏季容易食欲减退，宜多食粥、羹，多吃豆类食物，以利脾胃消化，保证营养供应。如果是体虚气弱的高龄老人，可以饮温米汤，既养护脾胃，又除烦解渴。

多饮茶水也是夏季清热消暑的良方，如绿茶、茉莉花茶、菊花茶等均宜饮用，不要等到觉得渴了再喝，最好每次少量、频频饮用。

夏季不宜过食肥甘油腻、黏滞厚味、辛热或苦寒的食物，不宜每餐吃得太饱，以免给本就虚弱的脾胃增加负担。除了肥腻肉食之外，年糕、元宵、糯米饭等糯米制品也比较黏滞，夏季不宜多吃。

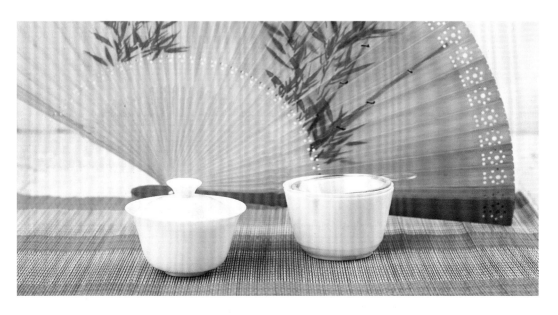

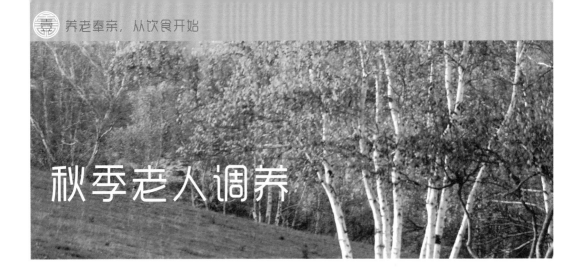

秋季老人调养

秋季宜润肺

秋属金，通于肺，主收。秋季天气渐凉，阳气渐收，阴气渐长，燥邪较盛，最易伤肺。人体偏于津亏体燥，容易出现干咳少痰、咽干口渴、皮肤干痒脱屑、大便干结、鼻出血等症状，肺部有宿疾者易复发或加重病情。如果夏季吃冷食过多，秋季容易患腹泻、痢疾等症。秋季应加强生津润燥，调养肺气，提高免疫力。

秋季护起居

秋季宜早睡早起，保持意志安然宁静。由于秋季草木凋零，老年人容易悲凉伤感，多发宿疾，子女更应体察宽慰，帮助其疏解情绪。有宿疾者，可提前辅以食疗方，预防其发作。此外，秋季温度变化快，也容易着凉感冒，老人要格外注意及时增减衣物。

秋季调饮食

秋季饮食宜减辛增酸，并多吃些生津润燥的食物，保护好呼吸系统。秋季是收获的季节，可选择的蔬菜、瓜果等食物非常丰富。白色入肺，白色食物多有润肺燥的作用，如银耳、梨、山药、百合、杏仁、荸荠等，都适合秋季养生。如有秋燥症状，可多吃芝麻、蜂蜜、核桃等润燥。

随着温度降低，此时可多吃些热量稍高的炖煮肉类，以补充苦夏造成的体能损耗，也为冬季储备一定的能量。但要注意不可大量进补，否则极易加重秋燥。也不要多吃辛热香燥及炸、熏、烤、煎的食物，以免助燥伤津。

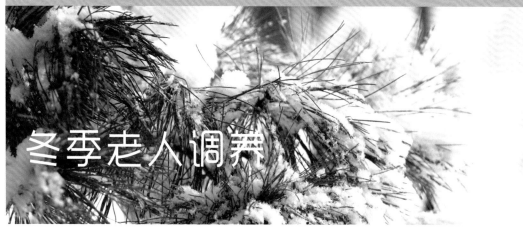

冬季老人调养

冬季宜补肾

冬属水，通于肾，主敛藏。冬季气候寒冷，北风凛冽，大地冰封，万物收藏。人体阳气偏虚，阴寒偏盛，腠理密闭，阴精内藏。老人普遍阳气偏弱，血气虚怯，若感寒邪，更易伤阳气，造成寒湿凝滞、血瘀疼痛，高血压、冠心病、中风、肠胃疾病、支气管炎、哮喘、风湿关节炎、抑郁症等疾病都易被寒邪引发或加重。冬季应以补肾为本，宜加强温补助阳、补肾益精、暖身御寒。

冬季护起居

冬季宜早睡晚起，切忌受寒。大寒之日，年老体弱者不宜轻易出门，触冒寒风。不少老年人冬日天不亮就出去晨练，此时阴寒彻骨，非常不宜，一定要等日出之后、有暖阳之时，再外出活动。

冬季老人的居室要保障密闭挡风，室内温度在20℃以上，不湿不燥，衣被温暖。洗漱要用温水，少碰冷水。晚上睡前多用热水泡脚，可起到暖身御寒、生发阳气、畅通经脉的作用。

冬季外出活动较少，容易寒气凝滞，子女不妨在家里多帮老人按摩身体，助其畅通血脉和经络，以缓解寒性疼痛，提高免疫力。

冬季节日较多，亲友团聚能让老人心情愉快，但也会打乱平静的日常生活规律，使人精神亢奋，引发心脑血管意外，所以，子女要尽量让老人按原本的节奏起居，切莫乐极生悲。

冬季调饮食

冬季饮食宜减咸而增苦。冬季人体的脾胃运化功能较强，为一年四季中最有利于通过进补治愈衰弱、虚损诸证的季节，老年人冬季补益得当，来年体力会有所改善，宿疾也不易发作。

冬季进补以温补肾脾、壮阳益精、暖身祛寒为主要目的，多以汤、粥、羹的形式，选择性质较温热的食材制作，如动物肉、根茎类蔬菜类、坚果种仁等食物。不宜多吃炙烤油炸的燥热食物。

在大寒之日，可以少量饮用些山药酒、枸杞酒等，晨起后小饮一杯，然后喝碗热粥，对扶衰弱、御寒气、通血脉有不错的效果。但饮酒不要过度，尤其是有高血压、冠心病者应慎饮。节日欢聚时更不可大饮，小酌最宜。

冬季应保障热饮热食，切忌食用生冷寒凉及性质滑利的食物，以免损伤肾阳，加重虚弱。

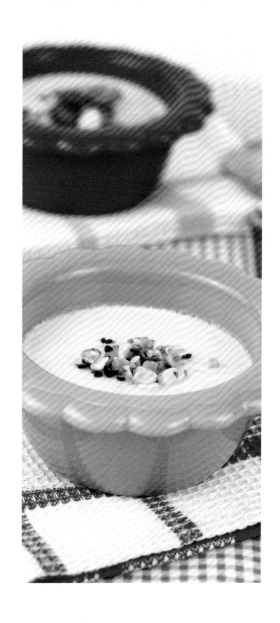

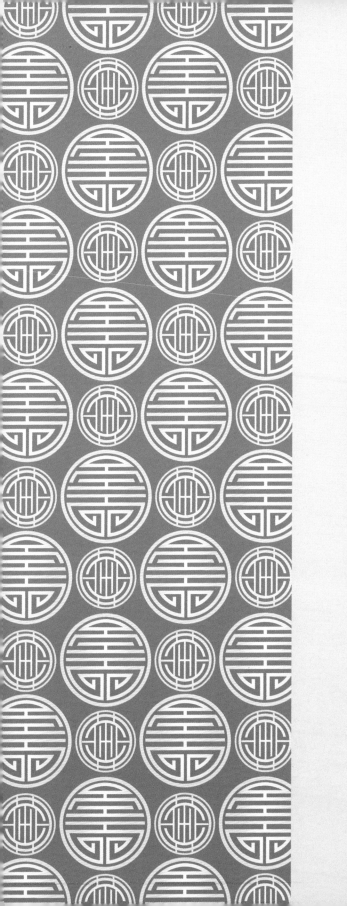

贰

四季调养，
饮食防疾病

春季饮食调养

春季应注重养肝，宜多吃养肝血食物，如大枣、樱桃、枸杞子、菠菜、芹菜、荠菜、胡萝卜、猪肝、鸡肝、豆腐、鸡蛋等。多吃绿色蔬菜可帮助清肝热、解肝毒。

春季是生发的季节，可多吃些有助于阳气生发的食物，尤其是阳虚的老人，宜吃豆芽菜、春笋、韭菜、豌豆苗、香椿、大葱、大蒜等食物。

饮用花茶有助于疏解肝郁，预防春季风热致病，如绿茶、菊花、茉莉花、白梅花等，都适合春季饮用。

有宿疾、易过敏者春季少吃鱼虾、海鲜等发物。

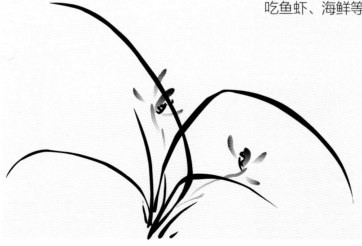

龙井菊花茶

材料
菊花5克，龙井茶3克。

调料
冰糖适量。

做法
将龙井、菊花和冰糖一起放入杯中，倒入开水冲泡，加盖浸泡15分钟即可饮用。

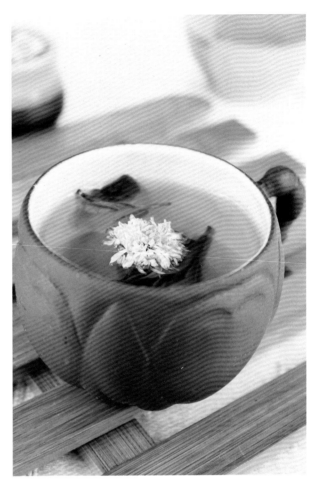

贴心絮语

- 菊花散风清热，平肝明目，常用于风热感冒、头痛眩晕、目赤肿痛、眼目昏花。
- 春季风热之邪较盛，菊花搭配清热解毒、提神醒脑的绿茶，可以缓解风热头痛、预防感冒、降压去火、清脑明目，尤其适合肝病、高血压、冠心病患者春季常饮。
- 气虚胃寒、食少泄泻者不宜多饮。

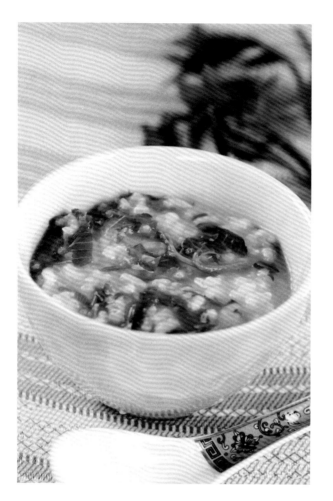

香椿粥

材料

香椿30克，粳米100克。

调料

盐、鸡精各适量。

做法

1 将粳米淘洗净；香椿洗净，切段，焯烫备用。

2 煮锅中放加适量水烧开，倒入粳米、煮至粥稠，放入香椿段、盐、鸡精，略煮即可。

贴心絮语

- 春季谷雨（4月下旬）前后，香椿最为鲜香扑鼻、柔嫩可口，营养价值也最高。

- 香椿有助阳作用，可祛风利湿、止血止痛、健胃理气、暖腰膝、除冷痛、抗菌消炎。

- 此粥适合风湿痹痛、心胸痹冷、腹痛、泄精尿血、神经痛、感染性疾病者食用，虚寒湿冷体质者尤宜。

韭菜馅饼

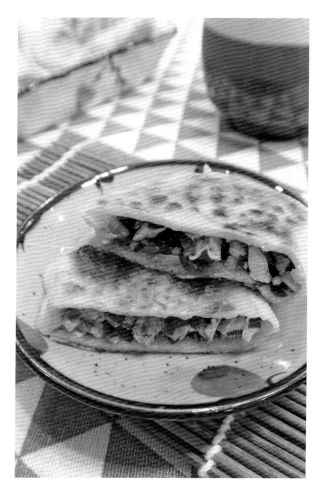

材料

面粉250克，韭菜250克，鸡蛋3个。

调料

酱油、盐各适量。

做法

1 面粉加入适量水，和成面团，静置30分钟。

2 鸡蛋炒熟，剁碎；韭菜择洗干净，切段，都放入调理盆，放入调料，搅拌成馅料。

3 将面团分成小剂，再擀成圆面皮，包入馅料，制成馅饼生坯。

4 平锅上火，倒入少许油，放入馅饼生坯，两面烙熟即成。

贴心絮语

- 新鲜的韭菜有助阳作用，非常适合春季生发阳气。韭菜还富含膳食纤维，有"净肠草"之称，可促进排毒通便，净化肠道。

- 韭菜的辛香气味有助于疏调肝气，增进食欲，增强消化功能，搭配增强体质、滋阴养血的鸡蛋，是春季养肝、健胃的理想食物。

- 阴虚内热及疮疡、目疾患者不宜多吃韭菜。

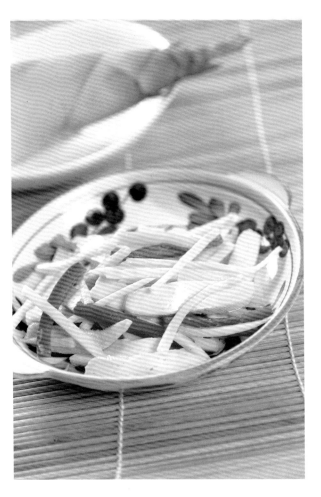

春笋炒豆干

材料

鲜春笋150克，豆腐干50克，红椒20克。

调料

盐、鸡精、胡椒粉各适量。

做法

1 将春笋去外皮，洗净，焯水，切丝；红椒、豆腐干分别洗净，切丝。

2 锅中倒入油烧热，放入笋丝、煸炒，放豆腐干和适量水焖5分钟，放红椒、盐、鸡精、胡椒粉炒匀即可出锅。

贴心絮语

- 春笋是南方春季的时令蔬菜，应季食用，口感最为鲜美香甜。
- 春笋中膳食纤维含量很高，有利于防治肠胃积滞、便秘、痔疮等。
- 豆腐干可增加蛋白质等营养，又有保护心血管的作用，适合春季保健，与春笋在口味上也非常搭配。

菠菜煎鸡蛋

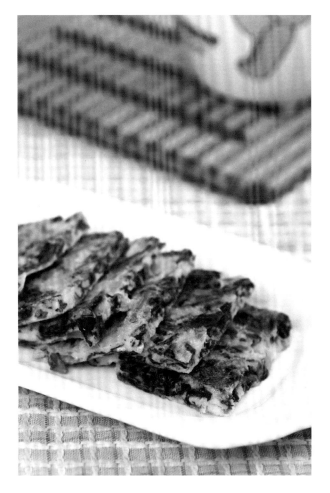

材料

菠菜250克，鸡蛋3个。

调料

香油10克，盐适量。

做法

1 将菠菜择洗干净，切段，在沸水中迅速焯烫一下，捞出，晾凉，攥干水分。

2 把鸡蛋打入调配碗中，放入菠菜段，加入香油和盐，搅拌成糊状。

3 平锅中倒入油，烧至五成热，倒入菠菜鸡蛋糊，摊平，煎至定型，翻面再煎至熟，盛出，切块后装盘。

贴心絮语

- 春季的菠菜格外鲜嫩，多吃非常有益。
- 菠菜可清热解毒，养血润燥，且富含膳食纤维，可净肠排毒；鸡蛋可补血滋阴，补充营养，增强体质。
- 此菜可养肝血，清肝毒，降压除烦，提高免疫力，防治高血压、便秘、痔疮、便血等，非常适合春季保健。

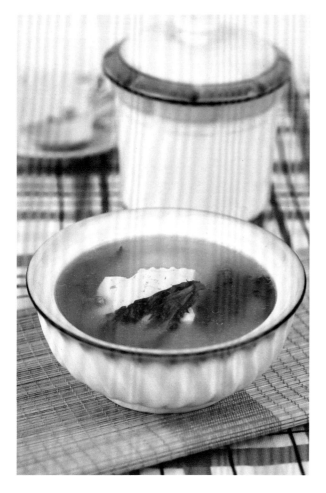

荠菜豆腐汤

材料

荠菜150克，豆腐100克，鸡高汤适量。

调料

香油、盐、胡椒粉各适量。

做法

1 荠菜择洗干净，焯烫一下；豆腐切块。

2 煮锅中放入豆腐块和鸡高汤，加适量水，煮5分钟后，放入荠菜，加盐、胡椒粉调味，淋香油即成。

贴心絮语

- 荠菜也是春季的常见蔬菜，可凉血止血、清热利尿、凉肝明目、健胃和脾、消肿解毒。

- 春食荠菜可防治春季肝火旺所致的血压偏高、便秘、痔疮、目赤咽肿、疮疖癣疹等，并可防治出血证及病毒感染。

- 豆腐可益气和中、生津润燥、清热解毒、下大肠浊气，且营养丰富，有"植物肉"之称，又能降压、降脂，有利于心血管健康。

樱桃羹

材料

樱桃150克。

调料

冰糖适量。

做法

1 将樱桃洗净，去核，取果肉切小丁。

2 锅中加适量水烧开，放入樱桃丁和冰糖，煮10分钟即可。

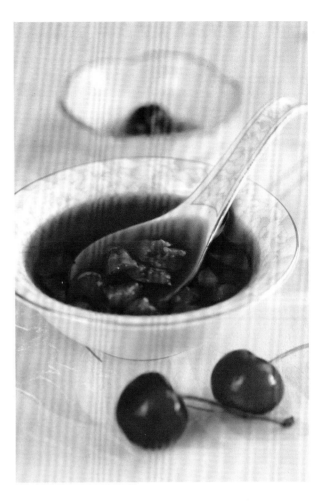

贴心絮语

◎ 樱桃被称为"春果第一枝"，是春季养肝血、清肝毒、润颜色、抗衰老的佳果。

◎ 樱桃含铁量非常高，且有抗氧化作用，可补血养颜、补益脾胃、提高免疫力，适合脾胃虚弱、食少腹泻、风湿疼痛、血虚多斑、皮肤粗糙黯沉者食用。

◎ 有热性病、溃疡、上火、便秘者不宜多吃。

夏季饮食调养

夏季饮食宜养心清热、解暑祛烦、生津止渴、利尿除湿。适合多吃平性或偏凉的食物，如鸭肉、鱼肉、冬瓜、西瓜、苦瓜、丝瓜、黄瓜、番茄、茄子、甘蔗、莲藕、荸荠、葡萄、绿豆、百合、燕麦、薏米、赤小豆、紫菜、海带、乌梅等。

夏季，老年人容易食欲不振、进食减少，此时家中可常备酸奶、水果、点心等零食，并让老人多饮茶水、果汁，既弥补了饮食的不足，又有利于缓解湿热烦闷，让老年人安然度夏。

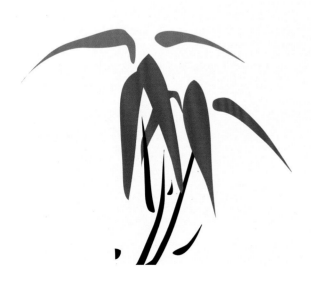

三瓜饮

材料

西瓜、哈密瓜、黄瓜各100克。

做法

1 西瓜去皮取果肉；哈密瓜去
　皮、瓤，取果肉；黄瓜洗净。

2 三种瓜肉都切成块，一起放入
　打汁机中，加适量水，搅打成
　混合汁即可。

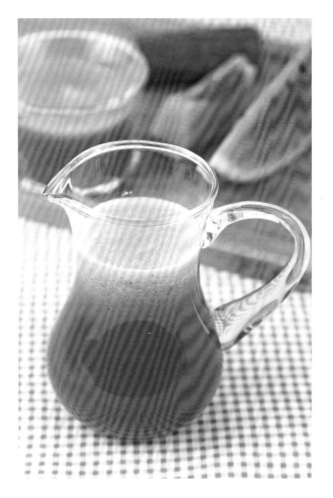

贴心絮语

◎ 夏天的新鲜瓜果很多，富含水分，可清凉去
　火，生津止渴，清热消暑，利尿除湿，降压
　除烦，降脂排毒，是夏季补水的好选择。

◎ 此饮含糖量较高，适合正餐食欲不振、进食
　较少者日常饮用，可起到补充体力的作用，
　但糖尿病患者要慎饮，以免血糖过高。

◎ 此饮适合阴虚内热者，而脾胃虚寒、易腹泻
　的老年人不宜多饮。

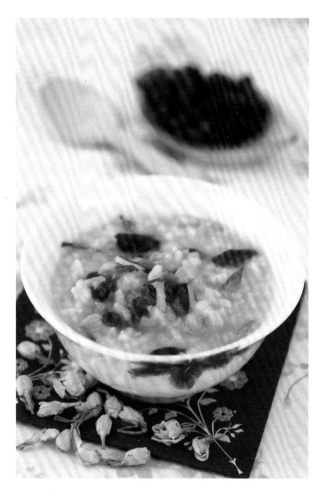

茉莉葡萄粥

材料

茉莉花5克，粳米100克，葡萄干30克。

调料

白糖适量。

做法

1 将粳米洗净，放入锅中，大火烧开，煮至米粒开花时，加入葡萄干、茉莉花，续煮5分钟即成。

2 吃时调入白糖。

贴心絮语

🔘 茉莉花有理气开郁、辟秽和中的功效，可改善脾胃不和、胸膈不舒、泻痢腹痛、头晕头痛等症状。

🔘 葡萄干可补益气血、养护脾胃，与茉莉花、粳米一起煮粥，清香甘甜，口感软糯，又能理气健脾，适合夏季食欲不振、心胸烦闷、食少腹泻的老年人调养。

鲤鱼粥

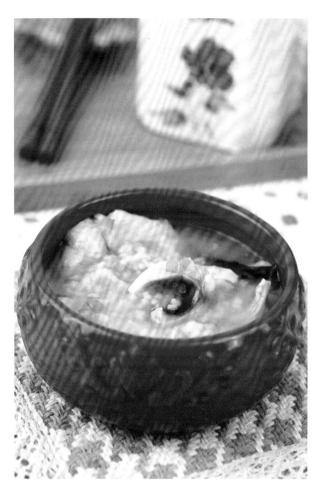

材料

鲤鱼肉、粳米各100克，香葱末少许。

调料

盐、淀粉、鸡蛋清适量。

做法

1 将粳米淘洗干净；鲤鱼肉洗净，切厚片，用鸡蛋清和淀粉上浆备用。

2 煮锅中放入粳米，加足量水烧开，撇去浮沫，改小火煮30分钟，放入鱼片滑散，再煮沸时加盐调味。

3 盛入碗中，撒上香葱末即可。

贴心絮语

🔘 鲤鱼肉有健脾除湿、利尿消肿、镇咳平喘的功效。

🔘 鲤鱼粥可加强养护脾胃、祛除脾胃湿热的作用，适合夏季湿热偏重时保健养生，尤其适合食欲不振、水肿胀满、痢疾水泻、尿少、肾炎、脚气、黄疸、咳嗽气逆、营养不良的老人食用。

🔘 鲤鱼为发物，风热者慎食。

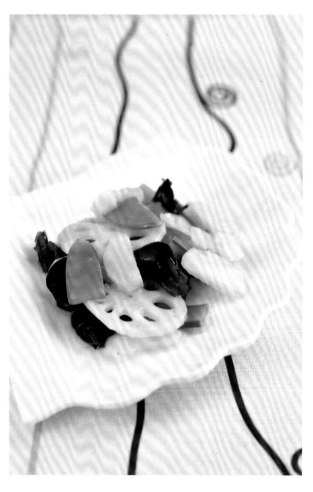

荷塘小炒

材料

莲藕100克，荸荠、荷兰豆、水发黑木耳各50克，葱花少许。

调料

香油5克，盐、鸡精、水淀粉各适量。

做法

1 莲藕、荸荠分别去皮，洗净，切片；荷兰豆择洗干净，切段；木耳撕成小片。

2 煮锅加适量水煮沸，加少许油和盐，分别放入黑木耳、莲藕、荸荠、荷兰豆，迅速焯烫一下，捞出过凉水，沥水。

3 锅中倒入油烧热，放入葱花炒香，将所有材料一起放入锅中，快速翻炒，加盐、鸡精调味，勾芡，淋香油即可。

贴心絮语

- 生藕可清热生津、凉血解毒、除烦安眠，熟藕可健脾养胃、补血生肌、安养心神；黑木耳可养血活血、化瘀排毒、清肠通便；荸荠有降压降脂、开胃清肠的作用；荷兰豆健脾胃、益气血、通肠道。

- 此菜清淡爽口，尤宜心血管疾病、糖尿病、肥胖、便秘的老年人夏季食用。

薏米苋菜汤

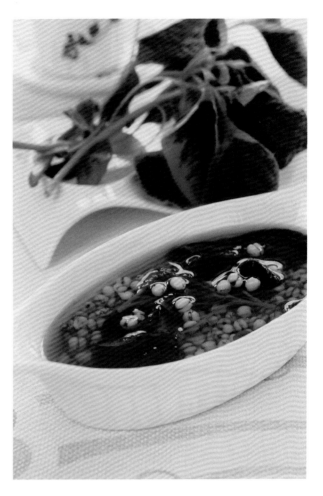

材料

薏米30克，红苋菜100克。

调料

盐、鸡精各适量。

做法

1 将苋菜择洗干净，氽烫后切段；薏米淘洗干净。

2 锅中放水烧开放入薏米，中火煮30分钟，放入苋菜段，煮沸后加盐、鸡精调味即可。

贴心絮语

🔵 薏米也叫薏苡仁，可健脾除湿、利尿排脓、除痹止泻，常用于湿热内蕴引起的水肿、脚气、小便不利、脾虚泄泻等症。

🔵 苋菜可凉血解毒、止泻止痢，常用于细菌性痢疾、肠炎、痔疮、目赤肿痛等。

🔵 此菜适合因夏季湿热引发肠胃不适、腹泻、水肿者，糖尿病患者也宜多吃。

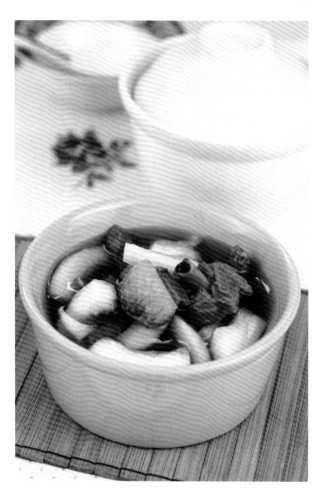

冬瓜鸭汤

材料

鸭子250克，冬瓜150克，葱段、姜片各适量。

调料

料酒、酱油各15克，盐、胡椒粉各适量。

做法

1 将冬瓜去皮、瓤，切成块；鸭子剁成块，焯水后洗净。

2 锅中放入鸭块，加适量水烧开，撇去浮沫，放葱段、姜片，倒入料酒、酱油，小火炖煮1小时。

3 捡出葱段、姜片，放入冬瓜，再炖15分钟，加盐、胡椒粉调味即可。

贴心絮语

🔸 冬瓜是天然利尿降压品，可健脾除湿、利尿消肿、降压降糖、降脂减肥。

🔸 鸭肉在肉类里是偏凉性的，既能补益体虚、健脾养胃，又不用担心上火，非常适合夏季补益食用。

🔸 此菜尤宜湿热水肿、高血压、高脂血症、糖尿病、肾病、肥胖者夏季调养。

丝瓜笋片汤

材料

丝瓜100克，竹笋50克，葱花少许。

调料

酱油、香油各10克，盐、鸡精各适量。

做法

1 丝瓜去皮，洗净，切片；竹笋洗净，切片。

2 锅中倒少许油烧热，下葱花爆香，放入丝瓜、竹笋略炒。

3 倒入适量水烧开，加酱油盐煮2分钟，放入鸡精调味，盛入汤碗中，淋香油即可。

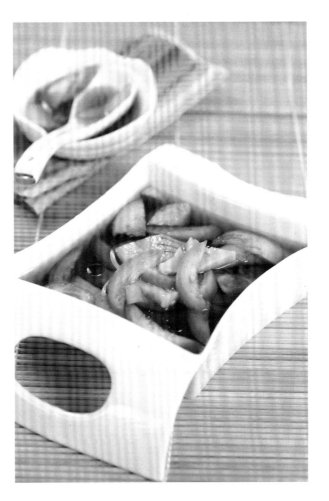

贴心絮语

🔸 丝瓜有清热利湿、凉血化瘀、化痰止咳的功效，又有一定的润肤美容作用，是中老年人抗衰老的理想食物。

🔸 竹笋富含膳食纤维，可健脾胃、清肠道，促进人体排毒。

🔸 夏季常饮此汤，有助于排除体内湿浊，净化身体，延缓衰老。

🔸 脾胃虚寒、腹泻者不宜多吃。

秋季饮食调养

秋季饮食宜生津润燥、滋阴润肺。宜多吃银耳、山药、南瓜、莲子、芡实、核桃仁、杏仁、蜂蜜、牛奶、梨、柿子、苹果、薏米、莲藕、百合、荸荠、栗子、桂圆、大枣、花生、鸭肉、鱼肉等食物，以缓解秋燥，提高人体免疫力。尤其是有肺部疾病、经常咳喘的老年人，此时可添加冬虫夏草、燕窝等养肺的滋补品，或熟地黄、陈皮、五味子等补肾、定喘的药材，以防旧病复发。

随着气温降低，此时可以进食热量稍高的食物。但要注意不可大量进补，不要过食肥甘油腻的肉类和过于温热、大补的药材，否则极易加重秋燥。

菊花酒

材料

白酒1000毫升，干菊花100克，枸杞子50克。

做法

1 将干菊花和枸杞子装入纱布袋中，系紧口。

2 将纱布袋放入广口瓶中，注入白酒，加盖密封，放置阴凉通风处，2个月后即可饮用。

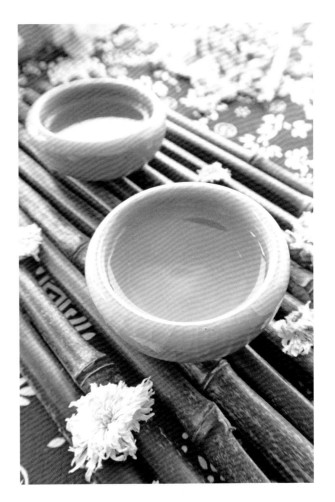

贴心絮语

- 菊花酒也叫长寿酒，是重阳节必饮、祛灾祈福的"吉祥酒"。

- 菊花疏风散热、清肝明目，枸杞子滋补肝肾、益精明目，白酒活血化瘀、畅通经脉。

- 此酒有补虚益精、明目健脑、活血止痛、延缓衰老等功效，老年人秋季常饮可起到预防疾病、延年益寿的作用。

- 饮酒不可过量，每日1小杯为宜。

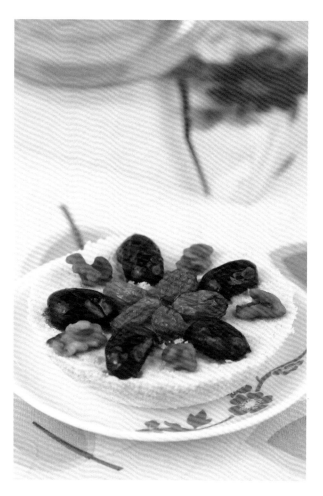

重阳糕

材料

米粉、糯米粉、小米粉各100克，葡萄干、红枣、核桃仁各20克。

调料

白糖适量。

做法

1 米粉、糯米粉加入白糖拌匀，小米粉加入白糖拌匀，分别用水调和成潮湿状态，用手攥紧能成形，松手能散开即可。

2 取蒸碗，先均匀地撒一层米粉，上面撒上小米粉，再撒上一层米粉，把葡萄干、红枣、核桃仁码在最上面。

3 将蒸碗放入蒸锅，大火蒸40分钟出锅，晾凉，脱出模具，装盘即成。

贴心絮语

- 重阳糕也叫花糕，各地用料、做法不尽相同，但基本是以米粉、豆粉等加果料制成，香甜软糯，最宜老人食用。

- 食用此糕，可调和脾胃、补益气血、增强体质、暖身祛寒、养心安神、润燥抗衰，适合深秋季节养生，也是重阳节的敬老食物。

- 重阳糕含糖量偏高，肥胖者及糖尿病患者不宜多吃。

白术南瓜粥

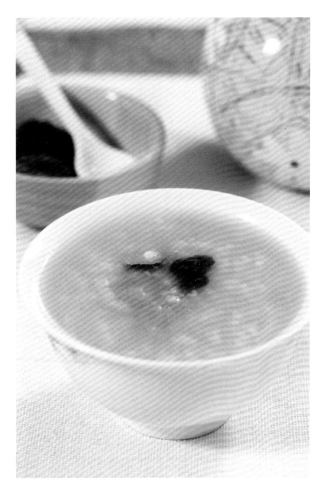

材料

白术10克，南瓜、粳米各100克。

调料

白糖适量。

做法

1 南瓜去皮、瓤，洗净，切块；粳米淘净。

2 砂锅中放入白术和适量水，小火煮20分钟，滤渣留汤。

3 放入粳米，煮20分钟，再放入南瓜，续煮20分钟，至瓜烂、粥稠盛出，吃时调入白糖即可。

贴心絮语

- 南瓜可健脾益气、解毒消肿、润燥敛肺，且香甜软糯，非常适合秋季代替主食食用。

- 白术是常用的补气药，可健脾益气、燥湿和中、利水止汗，常用于气虚倦怠、脾虚食少、腹胀泄泻、水肿、自汗等。

- 此粥尤宜中气不足、脾胃偏虚、失和的中老年人秋季调养。

- 有气滞湿阻之病（如脚气、黄疸）者忌吃南瓜，阴虚燥渴者忌服白术。

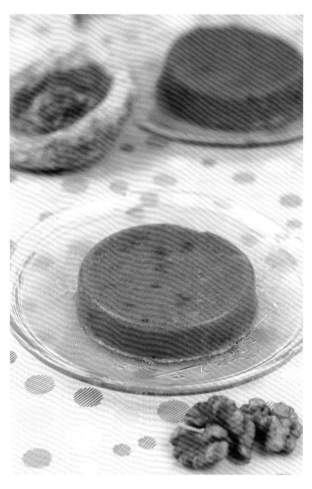

核桃柿子冻

材料

核桃仁100克，柿霜饼250克。

调料

白糖适量。

做法

1 柿霜饼切丁后放入打汁机中，加适量水，搅打成柿饼泥，倒入碗中。

2 核桃仁捣碎，也放入碗中，加入白糖，搅拌均匀，倒入蒸碗，上蒸锅，大火蒸1小时。

3 取出，趁热盛入定形容器，晾凉后放冰箱冷藏定形即成。

贴心絮语

🔘 核桃仁有补肾温肺、润肠通便、健脑益智、润肤养颜、延缓衰老的功效。

🔘 柿子可清热、润肺、止咳、涩肠，尤其是带霜的柿子，祛痰镇咳的效果更好，常用于治疗慢性气管炎。

🔘 这道小点长于温肺寒、定咳喘，尤宜天气寒凉时易发虚寒咳喘的老年人食用。

🔘 痰湿内盛、外感咳嗽者不宜多吃。

栗子羹

材料

栗子仁250克，红豆沙50克，琼脂10克。

调料

白糖、蜂蜜各30克。

做法

1 将栗子仁煮至软烂，捣成细蓉；琼脂用温水泡软。

2 炒锅上火，放入栗子蓉、红豆沙和白糖，小火炒至浓稠，放入蜂蜜和琼脂，不停地搅拌均匀，关火。

3 趁热倒入定形容器中，压实、抹平整，晾凉后放入冰箱冷藏4小时以上即成。

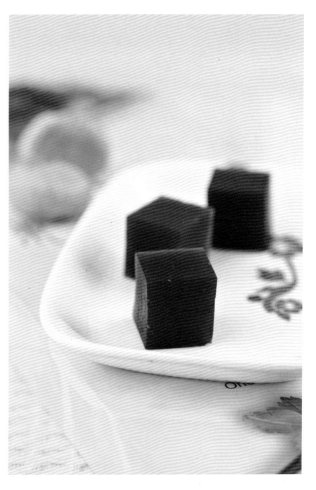

贴心絮语

🔘 栗子可益气力、厚肠胃、固肾气、止泻泄、壮筋骨、强腰膝，尤宜秋冬季节补益。

🔘 此羹适合气血不足、筋骨痿弱、体虚乏力、食欲不振、腰腿冷痛、肌肤干皱、面色萎黄、脾虚泄泻的中老年人作为零食点心，经常食用，可起到强身健体的作用。

🔘 气滞腹胀、大便秘结者不宜多吃。

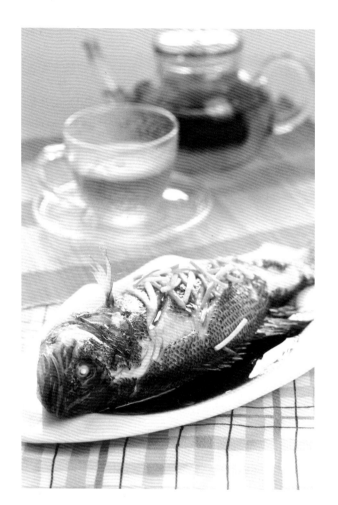

清蒸鲈鱼

材料

鲈鱼1条，姜、香葱各20克。

调料

蒸鱼豉油20克，料酒15克。

做法

1 把香葱去根和老叶，洗净，切成段；姜切成丝。

2 将鲈鱼收拾干净，洗净，在鱼身两侧切斜刀后抹匀料酒，静置10分钟。

3 将鲈鱼放在蒸鱼盘上，码上姜丝，上蒸锅，大火蒸8～10分钟，取出。

4 趁热浇上蒸鱼豉油，撒上香葱段，用七成热的油浇淋鱼身上，爆出葱香味即成。

贴心絮语

- "秋风起，鲈鱼肥"，从立秋开始，正是鲈鱼最为肥美的时节，适合秋季进补。

- 鲈鱼肉健脾补虚、滋阴润燥，且高蛋白、低脂肪、肉质细腻、容易消化，非常适合脾胃虚弱、食少纳差、营养不良的老年人食用。

桂圆荸荠银耳羹

材料

水发银耳50克，桂圆干10克，荸荠50克。

调料

冰糖20克。

做法

1 水发银耳，洗净，撕成小朵；荸荠去皮，洗净，切丁；桂圆干泡软。

2 锅中放入银耳和适量水，小火煮1小时，放入桂圆干续煮30分钟，至汤浓稠时放入荸荠丁和冰糖，略煮即成。

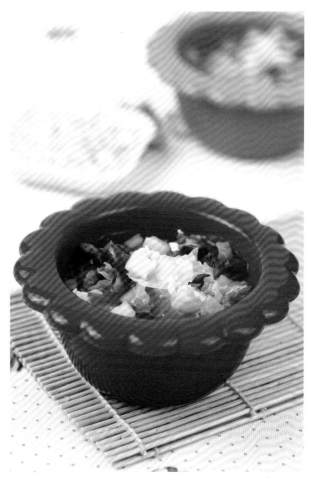

贴心絮语

- 银耳可滋阴润燥、润肺止咳、养颜抗衰，对缓解阴虚内热及秋燥伤肺十分有益。桂圆可补益心脾、养血安神、益智敛汗。荸荠有清热润肺、降压除烦的作用。

- 此羹可用于缓解秋季燥咳、预防呼吸道疾病，并改善情绪郁闷、烦躁及失眠，是中老年人秋季的滋补佳品。

- 脾胃湿滞、气滞中满者不宜多吃。

冬季饮食调养

冬季饮食重点是补肾益精，养阴护阳。宜多吃平性及偏温热的食物，如羊肉、鸡肉、牛肉、猪腰、虾、海参、甲鱼、猪蹄、生姜、山药、胡萝卜、土豆、核桃仁、黑芝麻、花生、松子、栗子、香菇、大枣、桂圆、牛奶、黑木耳、豆腐、洋葱、紫米、枸杞子等，以增加热量，活化气血，预防寒邪引发的疾病。

体质虚寒湿冷的老年人可以适当饮酒，以促进血液循环，祛寒止痛。但酒性大热，切忌多饮，每日一小杯，勿醉为宜。

冬季滋补饮食不宜太过，肥甘油腻最易生痰助热，心血管疾病及糖尿病患者尤应注意。

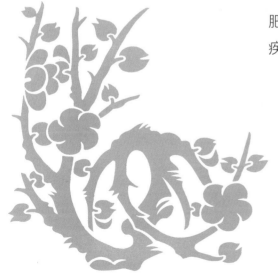

红枣山药粥

材料

糯米、山药各100克，红枣30克。

调料

白糖适量。

做法

1 糯米淘洗干净；山药洗净去皮，切块；红枣劈破，去核。

2 锅中放入糯米、红枣和适量水，大火煮沸，撇去浮沫，小火煮20分钟，放入山药续煮20分钟，至粥稠即成。

3 食用时调入白糖即可。

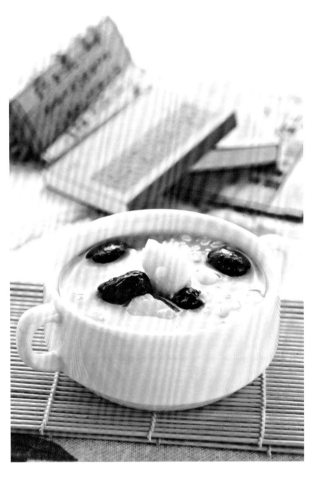

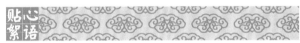

贴心絮语

- 山药气阴双补，固肾健脾，补肺气，止泻泄。大枣可健脾补血，养心安神。

- 此粥秋冬季节食用，可改善中老年人脾胃虚弱食少、便溏腹泻、瘦弱乏力、容颜早衰、虚烦失眠等症状，是抗衰老、健体魄的保健佳品。

- 湿盛中满、气滞腹胀、大便秘结者不宜多吃。

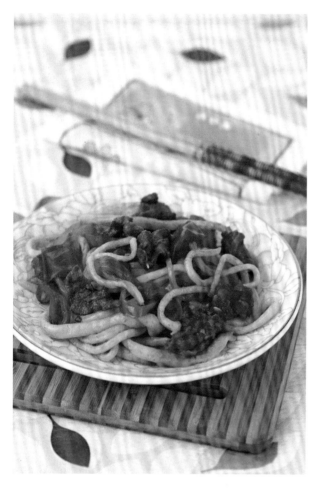

洋葱番茄羊肉面

材料

面条半成品200克，羊肉、洋葱各100克，番茄、青椒各60克。

调料

番茄酱20克，酱油、料酒各15克，盐、鸡精各适量。

做法

1 将面条半成品入开水锅中煮熟，捞出，装盘。

2 把洋葱、番茄分别切成块，青椒切成丝，羊肉切片后用料酒、酱油抓匀。

3 炒锅倒入油烧热，下洋葱炒出香味，放入羊肉炒变色，加入番茄和番茄酱炒匀，放入青椒，加盐和鸡精调味后，浇在面条上即成。

贴心絮语

- 羊肉与其他肉相比，热性更强，可健脾暖胃、祛寒补虚、强壮筋骨、益肾助阳，尤宜冬季虚寒肢冷、胃寒腹痛、腰膝酸软、困倦乏力、肾虚阳痿、寒痰咳喘者。

- 洋葱、番茄能促进肉食消化、避免肠胃积滞、降血脂、保护心血管，搭配羊肉，还可化解肉食油腻。

- 羊肉热性较大，内热上火、热病发作者不宜多吃。

莲子炖肉

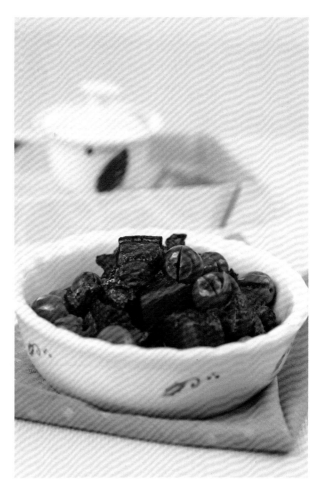

材料

去心莲子30克，猪五花肉250克，葱段、姜片各15克。

调料

料酒、酱油、白糖各20克，盐适量。

做法

1 将猪五花肉切成块，放入冷水锅中，煮沸即捞出，洗净，沥水备用。

2 锅中倒入油烧热，下葱段、姜片炒出香味，放入肉块煸炒2分钟，烹入料酒，加酱油炒上色。

3 倒入适量水煮沸，放入莲子，小火炖煮1小时，加白糖和盐调味，大火收浓汤汁即成。

贴心絮语

🏵 莲子可补脾止泻、益肾涩精、养心安神，常用于脾虚久泻、遗精带下、心悸失眠等症。

🏵 莲子搭配益气补虚、滋阴养血的肉类同食，可健脾胃，固肾精，养气血，补虚损，安心神，润肌肤，益气力，抗衰老，尤宜虚弱、乏力、枯瘦、泄泻的老人补益。

🏵 中满痞胀及大便燥结者不宜多吃莲子。莲子心极苦寒，老人体虚者勿用，最好去除。

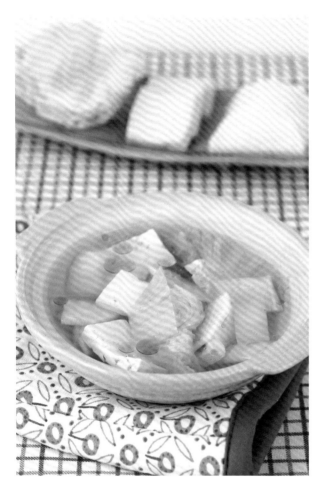

砂锅三白

材料

白菜、白萝卜各250克，豆腐150克，棒骨高汤适量。

调料

香油、盐、胡椒粉各适量。

做法

1 白萝卜去皮，切大片；白菜、豆腐分别切大块。

2 砂锅中放入白菜、豆腐、白萝卜，加入棒骨高汤和适量水，大火烧开，撇去浮沫，改小火煮15分钟，加盐、胡椒粉调味，淋香油即可。

贴心絮语

🎕 俗话说"白菜豆腐保平安"，冬季补益饮食较多，易出现肠胃积滞、消化不良、内热上火等现象，常吃白菜、豆腐，可清热解毒、生津润燥、调和脾胃、促进消化。

🎕 "冬吃萝卜夏吃姜"，白萝卜能消食化积、理气通肠，也是冬季养生的常备食材。

🎕 此菜可健脾益气，养阴润燥，消除积滞，生津除烦，尤宜阴虚内热者及糖尿病、心血管疾病患者冬季调养。

肉蓉皮冻

材料

猪皮500克，猪瘦肉250克，葱段、姜片、大蒜各20克。

调料

酱油、料酒各20克，花椒、大料、桂皮、盐各适量。

做法

1 将猪皮、猪瘦肉分别洗净，放入沸水中煮2分钟，捞出晾凉；猪皮剔除肥油，切成小丁；猪瘦肉切成块。

2 葱段、姜片、蒜瓣、花椒、大料、桂皮装入调料袋中。

3 锅中放入猪皮丁和瘦肉块，加适量水煮沸，撇净浮沫，倒入酱油、料酒，放入调料袋，改小火煮约1.5小时。

4 过滤取汤，再倒入锅中，瘦肉块剁成肉蓉，也放回锅中，加盐调味，大火收浓汤汁，倒入定形容器中，冷却后放入冰箱，至凝固成冻即成。

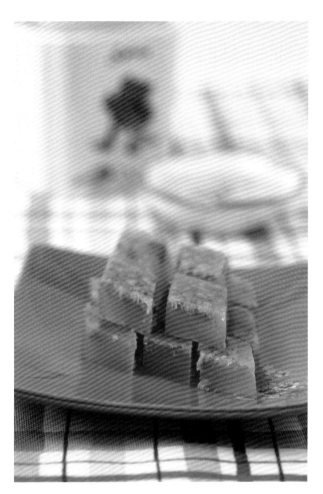

贴心絮语

⊙ 猪肉皮冻富含动物蛋白质、油脂，其中胶原蛋白的含量相当高，可补益气血，抵御严寒，润肤养颜，缓解干燥，延缓衰老，尤宜虚寒怕冷、皮肤干皱、毛发干枯、体瘦乏力的老人冬季食用。

⊙ 由于其所含热量、油脂均较高，肥胖、高脂血症、冠心病、糖尿病患者不宜多吃。

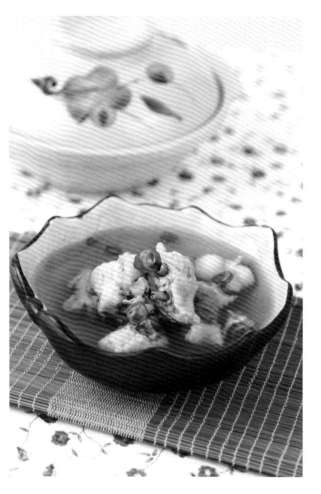

清炖鸡汤

材料

白条鸡200克，葱段、姜片各20克，香葱末少许。

调料

料酒、盐、胡椒粉各适量。

做法

1 把白条鸡剁块，焯水后洗净。

2 锅中放入鸡块和适量水，煮沸后放入葱段、姜片、料酒，小火煮1小时。

3 拣出葱段、姜片，撇净浮油，加盐、胡椒粉调味，盛入汤碗中，撒上香葱末即成。

贴心絮语

🔘 鸡肉是温补气血、健脾养胃的常用材料，以鸡肉炖汤，鸡肉的肉质更加细嫩，汤汁鲜美，营养更容易被人体消化吸收，是传统滋补品，尤宜体虚老者冬季调养。

🔘 鸡汤不要太油腻，制作时最好撇净浮油，以免摄入过多油脂。

海参汤

材料
水发海参150克，枸杞子、姜片各10克。

调料
海鲜酱油10克，盐、胡椒粉各适量。

做法
1 将海参去内脏，洗净。
2 将海参、枸杞子放锅中，加适量水大火煮沸，放姜片、海鲜酱油，改小火煮30分钟，加盐、胡椒粉调味即可。

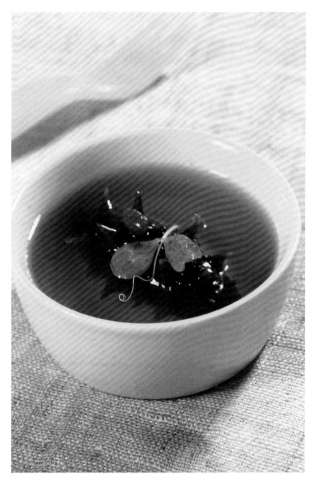

贴心絮语

- 海参可补肾益精，壮阳疗痿，养血润燥，常用于五脏虚衰、精血亏损、虚劳乏力、肾虚腰痛、阳痿早泄、尿频、肠燥便秘、神经衰弱等，是适合中老年人的滋补品。
- 海参高蛋白、低脂肪、低胆固醇，非常适合高脂血症、冠心病、糖尿病患者食用。
- 脾虚不运、肠滑腹泻、外邪未尽者不宜。

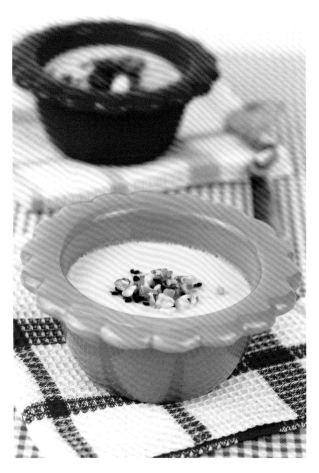

坚果鸡蛋羹

材料

鸡蛋2个，炒熟的黑芝麻、花生、开心果、核桃仁、甜杏仁各适量。

调料

盐、淀粉各适量。

做法

1 将炒熟的黑芝麻、花生、开心果、核桃仁、甜杏仁捣碎，混合备用。

2 鸡蛋打入蒸碗中，放入盐、淀粉和适量温水，搅打均匀。

3 蒸锅上火烧开，放入蒸碗，大火蒸10分钟，取出，撒上坚果碎即成，吃时拌匀。

贴心絮语

🔘 坚果类食物含蛋白质、植物油脂、钙、铁、锌、镁、维生素E等均十分丰富，是营养宝库，老年人常食，可健脑益智、润燥通肠、生肌养血、润发养颜、延年益寿。

🔘 鸡蛋营养全面，补益虚损、滋阴养血的效果好，搭配各种坚果，适合作早餐零点食用。

🔘 坚果热量较大，肥胖者每天一小把，不宜多吃。

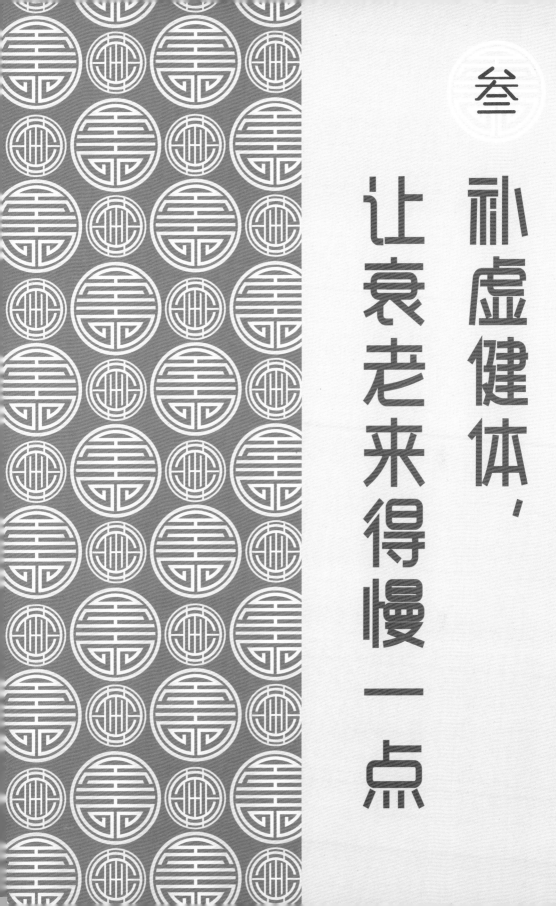

叁

补虚健体，
让衰老来得慢一点

益寿延年补虚弱

由于老年人的肾气逐渐虚弱，导致脾胃功能下降，肝的造血及解毒能力降低，进而五脏虚衰，不仅外表老化明显，体力、精力、脑力均下降，各种疾病也乘虚而入。要想延年益寿，就要根据身体状况进行适度调补，疗补虚弱，减缓衰老进程，提高免疫力和生存质量。

老年人补虚以"固肾益精、健脾益气、滋养肝血"为主。宜多吃山药、核桃仁、大枣、莲子、黑芝麻、松子、栗子、玉米、豆腐、牛奶、鸡蛋等食物，并可添加一些温和补益的药材，如人参、党参、西洋参、黄芪、白术、枸杞子、桂圆、五味子等，可加强补虚效果，起到延年益寿、延缓衰老的作用。

五味子酒

材料

五味子50克，白酒500毫升。

做法

1 将五味子捣碎，装入料包内；广口瓶清洗后晾干。

2 把料包放入广口瓶中，灌入白酒，密封瓶口，放置阴凉通风处，浸泡15日以上方可饮用。

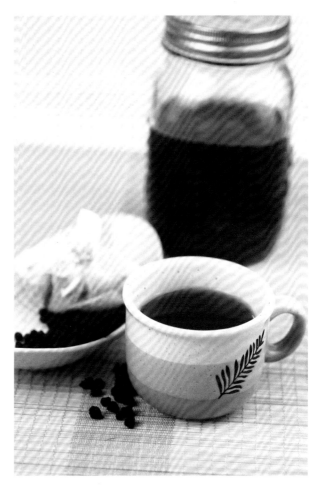

贴心絮语

五味子是中老年男性的养肾之宝。其甘温酸涩，能补肾、涩精、止遗、宁神，是治肾虚精关不固、遗精、滑精的常用药，对久咳虚喘、自汗盗汗、久泻、失眠多梦、健忘、早衰等也有疗效。

药借酒力，通达心肾，效果更好，秋冬季节小饮尤宜。

感冒发热、炎症发作、热病期间不宜饮用。阳亢、阴虚火旺或体内湿热重者不宜。

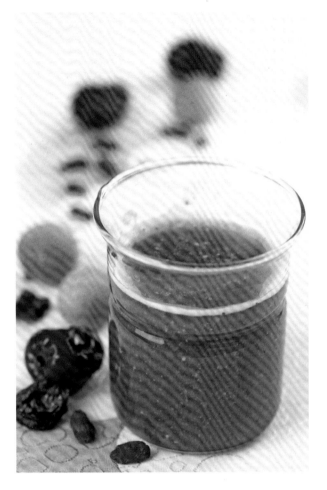

补虚干果饮

材料
红枣、桂圆干各20克，枸杞子10克。

调料
白糖适量。

做法
1 将红枣去核，与桂圆干、枸杞子一起放入煮锅中，加适量水煮20分钟，晾凉。
2 把煮好的原料和汤一起倒入打汁机中，搅打成混合汁即可。

贴心絮语

🔹 红枣健脾胃，养气血，安心神；桂圆干补益心脾，强心益智；枸杞子滋补肝肾，益精明目。

🔹 此饮能滋补五脏，益精养血，安神润燥，对老年人常见的体虚乏力、精力衰退、头晕眼花、失眠、贫血等均有疗效，并有延缓容颜衰老的作用，也适合病后体虚者调养。

🔹 外感、湿盛中满、痰饮内热者不宜饮用。

三豆饮

材料

绿豆、黄豆、黑豆各20克。

调料

白糖适量。

做法

1 将三种豆浸泡一夜后，放入豆浆机打成浆，滤渣，取豆浆。

2 煮锅中倒入豆浆，加适量水煮沸，改小火煮5分钟即成。

3 煮好的豆浆倒入杯中，调入白糖搅匀饮用。

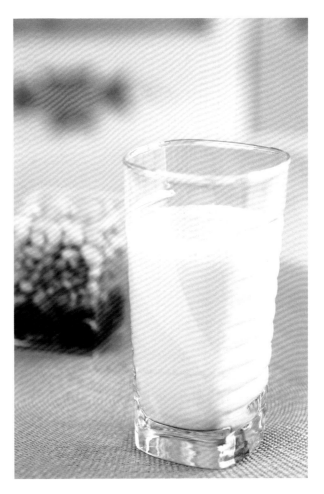

贴心絮语

- 豆类是富含蛋白质的高营养食物，但比较粗硬难嚼，老年人食用最好打成豆浆，或煮粥，或磨粉掺入面食中均可。

- 黄豆益气补中，绿豆清热解毒，黑豆益肾养阴，合用可补益气血，调节内分泌，改善代谢功能，延缓衰老。

- 肠胃易胀气的老年人不宜多饮。

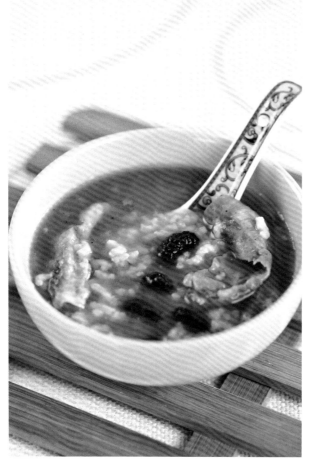

桑椹羊肉粥

材料

粳米、羊肉各100克，鲜桑椹50克。

调料

料酒、淀粉各10克，酱油5克，盐、鸡精各适量。

做法

1 将鲜桑椹择洗干净；羊肉洗净，切片后用料酒、淀粉抓匀上浆备用。

2 粳米淘洗干净，倒入煮锅，加适量水，小火煮30分钟，先放入羊肉片，划散，大火煮沸，再放入桑椹，加酱油、盐、鸡精调味，略煮即可。

贴心絮语

🔘 桑椹可滋补肝肾、养血祛风、生津润肠，适合老年阴血亏虚者调养。

🔘 羊肉温热助阳，健脾暖胃，强壮筋骨。与桑椹一起煮粥，可滋阴壮阳，补虚强身，尤宜瘦弱津枯、体虚乏力、腰腿酸软、虚寒冷痛的老年人补益。

灵芝粥

材料

粳米100克，灵芝10克。

调料

冰糖适量。

做法

1 将粳米淘洗干净。

2 砂锅中放入灵芝，加水，小火煎煮20分钟，倒入粳米续煮30分钟，至粥稠，放冰糖，略煮即可。

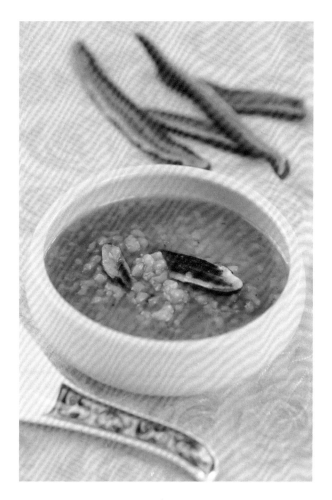

贴心絮语

- 灵芝是补气安神、止咳平喘、益五脏、抗衰老、抗肿瘤的滋补强壮品。《神农本草经》中说它"治耳聋，利关节，保神，益精气，坚筋骨，好颜色，久服轻身不老延年。"
- 此粥适合气血不足、心神不宁、失眠、惊悸多梦、健忘早衰、体倦神疲、食少纳差、气短咳喘及患肿瘤的老年人多食。
- 有实证者慎服灵芝。

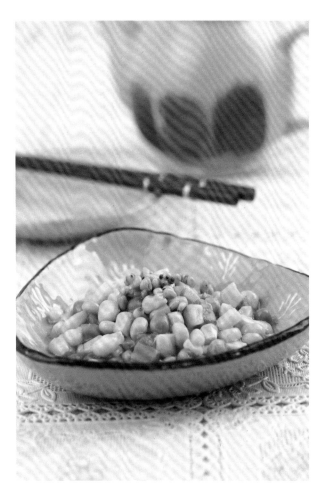

松仁玉米

材料

松子仁15克，甜玉米粒100克，胡萝卜、豌豆各50克。

调料

白糖15克，盐、鸡精、香油、水淀粉各适量。

做法

1 胡萝卜切丁，与甜玉米粒、豌豆都焯水断生，沥水备用。

2 炒锅倒入油，烧至四成热，放入松子仁炒香。

3 放入胡萝卜、甜玉米粒和豌豆翻炒，加白糖、盐、鸡精调味，用水淀粉勾芡，淋香油即成。

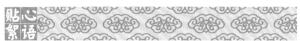

贴心絮语

- 松子仁富含植物油脂，其性甘润，能养肌肤、荣毛发、润肠燥、抗衰老。

- 玉米、胡萝卜、豌豆均可健脾胃、生气血，与松子一起食用，润养五脏的效果更好，尤宜肌肤失养、早衰、肠燥便秘者。

- 这些材料富含多种抗衰老物质，如铁、钙、锌、维生素E、胡萝卜素、大豆蛋白等，对老年体虚者调养非常有益。

枸杞熟地炖甲鱼

材料

收拾干净的甲鱼250克，枸杞子、熟地黄各15克，葱段、姜片各适量。

调料

料酒15克，盐适量。

做法

1 将收拾干净的甲鱼切大块，入冷水锅中加热，焯烫一下，捞出洗净。

2 将熟地黄煎煮后过滤，取汁100毫升。

3 将甲鱼放入砂锅，加入适量水烧开，撇去浮沫，放入葱段、姜片、枸杞子和所有调料，小火炖煮1小时，倒入熟地黄煎汁，略煮即可。

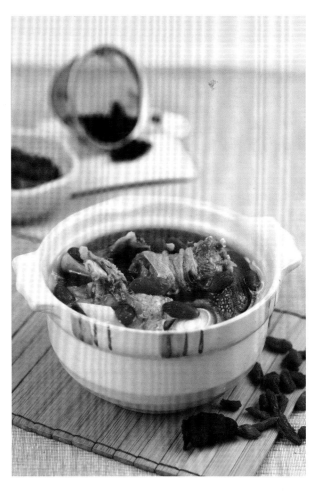

贴心絮语

🔘 地黄可滋阴补血、益精填髓，《本草纲目》中说它"填骨髓，长肌肉，生精血，补五脏内伤不足，通血脉，利耳目，黑须发"。

🔘 熟地黄搭配大补阴血的甲鱼和滋补肝肾的枸杞子，可加强养血益精的效果，尤宜阴血亏虚、腰膝酸软、虚劳倦乏、骨蒸潮热，盗汗遗精、内热消渴、眩晕耳鸣、须发早白者调养。

🔘 熟地黄和甲鱼均比较滋腻，脾胃虚弱、气滞痰多、腹满便溏者忌服。

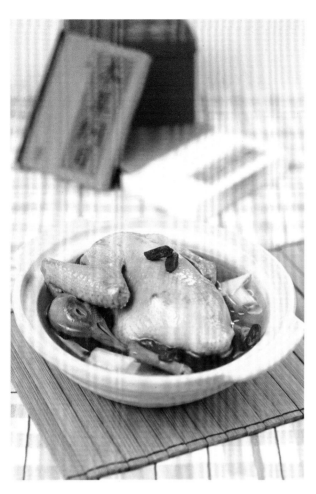

清炖鸽子煲

材料
白条乳鸽1只，枸杞子20克，葱段、姜片各20克。

调料
料酒20克，盐适量。

做法
1 将乳鸽剁去爪，入冷水锅中焯烫一下，捞出，洗净。
2 锅中换净水，放入乳鸽，煮沸，撇去浮沫，倒入料酒，放入葱段、姜片和枸杞子，小火炖煮1小时，加入盐，继续煮15分钟即可。

贴心絮语

🔘 鸽肉有补肝强肾、益气补血、清热解毒、生津止渴、健脑补神、美容润肤、延年益寿的功效。男性食用还可提高性功能，女性则能补益血虚。

🔘 俗话说"一鸽胜九鸡"，鸽肉对老年人、体虚病弱者及手术后病人补养尤其适宜。

参杞炖鸡汤

材料

鸡250克，人参、枸杞子各15克，葱段、姜片各适量。

调料

料酒、盐各适量。

做法

1 将鸡剁块，焯水后洗净。
2 砂锅中放入鸡块，加水烧开，撇去浮沫，放入料酒、葱段、姜片，小火30分钟。
3 拣去葱、姜，放人参、枸杞子，续煮30分钟，加盐调味即可。

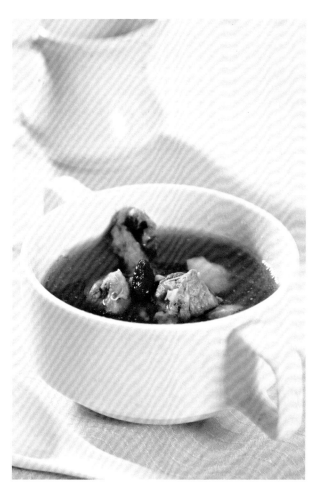

贴心絮语

- 人参大补元气、安神益智，枸杞子补益肝肾之阴、补血填精。
- 人参、枸杞子与温补气血、健脾生肌的鸡肉一起炖汤，可起到气阴同补的作用，适合五脏虚衰、虚损形瘦、体弱气亏、阴血不足、倦怠乏力、精神萎靡、健忘失眠者调补。
- 有实证及热证者忌服人参。

腰腿不疼筋骨健

腰腿痛、腰膝酸麻疼痛、四肢活动不利、筋骨酸软、骨质疏松、容易摔跤骨折等现象在老年人中十分普遍。老年人的腰腿痛从根本上说是由肾虚引起的，还有寒湿、风邪、外力扭伤、久病体虚、房事不节等原因。从西医角度来讲，则主要是由于缺钙造成的骨质疏松及风湿性关节炎等。总之，都是衰老引起的肢体退行性改变。

人老先老腿，预防衰老也要从预防腿的衰老开始。除了坚持运动、多晒太阳外，还要多吃些强筋壮骨、补钙补血、健脾益气的食物，如核桃、牛奶、豆浆、栗子、猪蹄、牛筋、猪骨、牛羊肉、芝麻、虾皮、香菇等，也可增强腿部保健效果，让步履更轻松有力。

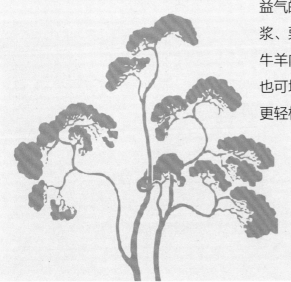

杜仲酒

材料

杜仲50克，白酒（或黄酒）500毫升。

做法

1 将杜仲洗净，装入布袋，扎紧口；广口瓶清洗消毒，晾干。

2 把布袋放入广口瓶中，倒入白酒，密封瓶口，放置阴凉通风处，浸泡15日后方可开封饮用。

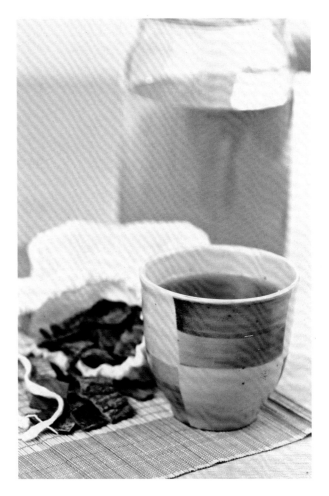

贴心絮语

◎ 杜仲是益肾气的强壮补益药，可补肝肾、强筋骨，对缓解肾虚腰痛、筋骨无力尤为有效。《神农本草经》中说它"主腰脊痛，补中，益精气，坚筋骨，强志，除阴下痒湿，小便余沥。久服轻身耐老"。

◎ 杜仲借助酒力，可以增强缓解肾虚腰痛、腿脚乏力的功效。

◎ 体内有实热、阴虚内热者及热病发作、外感未愈者不宜饮。

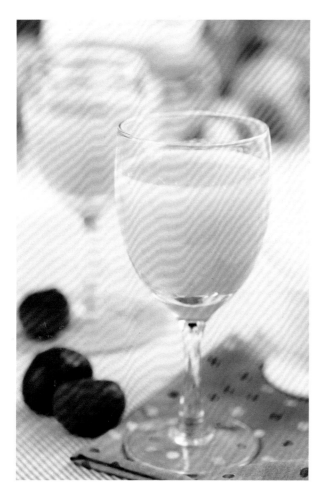

栗子牛奶饮

材料

栗子70克，牛奶150毫升。

调料

白糖适量。

做法

1 将栗子煮熟，去壳，取果仁。

2 把栗子仁放入打汁机中，倒入牛奶和适量温开水，搅打成混合汁即可。

3 混合汁倒入杯中，调入白糖即可饮用。

贴心絮语

- 栗子可养胃健脾、补肾强筋、活血止血，"甚治腰脚不遂"。牛奶是补钙佳品，可强健骨骼，防治骨质疏松。

- 此饮适合老年腰腿疼痛、腰膝筋骨痿软、腿脚沉重乏力者常饮。

- 湿盛气滞、脘腹胀满者不宜多饮。

芝士牛奶焗土豆

材料

土豆250克，奶酪丝30克，牛奶70毫升。

调料

白糖、盐各适量。

做法

1 将土豆洗净，蒸熟后去皮，捣成土豆泥。

2 土豆泥加白糖、盐和牛奶，搅拌均匀后放入烤碗中，撒上奶酪丝。

3 将烤碗放入预热的烤箱，选上面火，温度180℃，烤15分钟即成。

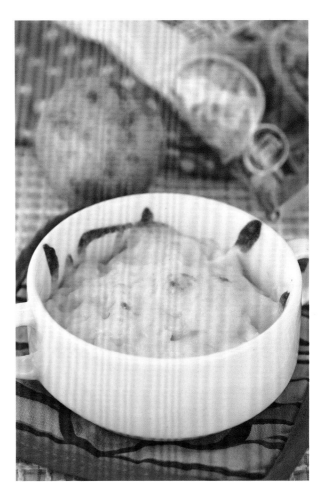

贴心絮语

🔖 牛奶及乳制品均富含钙质，奶酪的含钙量远高于牛奶，补钙壮骨效果更佳。土豆养护脾胃，容易消化，适合老年人食用。

🔖 此菜可作为早餐食用，热量及营养均很高，餐后外出锻炼，晒晒太阳，补钙效果特别好，骨质疏松的老年人宜多吃。

🔖 肥胖及糖尿病患者需注意控制热量摄入，不宜一次吃太多。

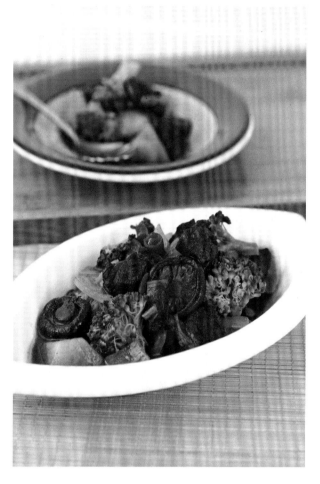

香菇烧牛肉

材料

牛肉250克，土豆、洋葱、西蓝花各100克，水发香菇50克，辣椒20克。

调料

酱油、盐、五香粉各适量。

做法

1 牛肉切块，放入冷水锅煮，沸后捞出，洗净，沥干；西蓝花择成小朵，洋葱、土豆分别去外皮，切块；辣椒切段。

2 锅中倒油烧热，下洋葱炒出香味，放入牛肉、香菇、辣椒，加酱油、五香粉和适量水，小火煮30分钟。

3 放入土豆继续煮20分钟，再放入西蓝花和盐，改大火收浓汤汁即成。

贴心絮语

- 牛肉的蛋白质、铁、钙含量很高，补血虚、生肌肉、长气力、壮骨骼、强筋腱的效果非常好。

- 香菇中的维生素D可促进人体对钙质的吸收，且香菇健脾益肾，常吃有健脾养胃、补肾壮骨的作用。

- 牛肉要尽量切小块，炖得熟烂一些，让老年人更易咀嚼、更好消化。

虾皮炒韭菜

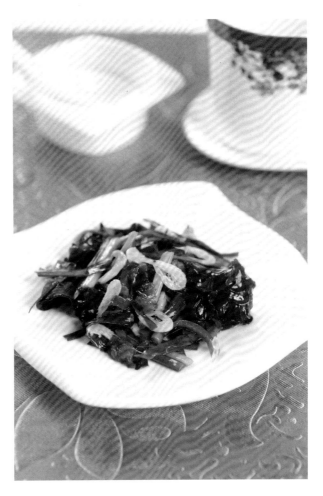

材料

韭菜200克，虾皮20克，水发黑木耳50克。

调料

盐、胡椒粉各适量。

做法

1 将韭菜择洗干净，切成段；水发黑木耳择洗干净，撕成小片；虾皮洗净，沥水备用。

2 炒锅中倒入油烧热，放入虾皮炒干爽，先放入黑木耳和少量水，小火焖2分钟，再倒入韭菜，大火炒至断生，加入盐、胡椒粉调味后即可出锅。

贴心絮语

🔶 虾皮是含钙量极高的食物，钙质主要集中在外壳中，而又细小软绵、容易咀嚼和消化，非常适合老年人补钙。

🔶 韭菜有一定的助阳作用，能促进人体阳气生发，对缓解腰腿虚寒冷痛有好处。

🔶 韭菜、木耳通利肠胃的作用较强，便秘者最宜，而腹泻、便溏者不宜多吃。

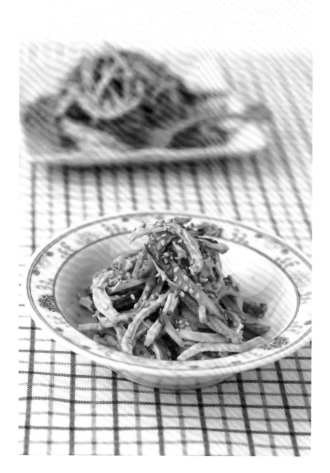

麻酱拌鸡丝

材料

鸡胸肉200克，黄瓜、胡萝卜各100克，姜片10克，芝麻少许。

调料

芝麻酱30克，料酒15克，盐、白糖、鸡精各适量。

做法

1 将黄瓜、胡萝卜分别洗净，切成丝。

2 鸡胸肉洗净，放入煮锅，加适量水煮沸，撇去浮沫，放入料酒、姜片，小火煮30分钟，捞出，晾凉后用手撕成鸡丝。

3 芝麻酱倒入料碗，加入白糖、盐和鸡精，一边缓慢加水，一边搅拌均匀，调成稀麻酱汁。

4 把鸡丝、黄瓜丝、胡萝卜丝放入碗中，倒入麻酱汁，搅拌均匀，撒上芝麻即成。

贴心絮语

- 芝麻酱是非常推荐的补钙食物，这是由于芝麻的含钙量极高，破壁磨碎制酱后，其钙质更容易被人体吸收，补钙效果更好。

- 芝麻酱搭配温养气血、健脾生肌的鸡肉，可补钙补血、益气强身、润养五脏，适合腰腿乏力的老年人常吃。

黄豆猪骨汤

材料

排骨250克，黄豆50克，葱段、姜片各15克。

调料

料酒20克，五香粉、盐各适量。

做法

1. 将黄豆用水泡发；排骨洗净，剁成块，焯水备用。
2. 煮锅中放入排骨和适量水烧开，撇去浮沫，倒入料酒，放入黄豆、葱段、姜片、五香粉，改小火煮1小时，至豆软、肉烂。
3. 拣出葱段、姜片，放盐调味，略煮即可。

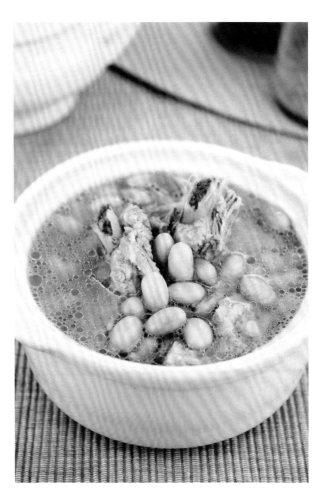

贴心絮语

- 🏵 "以骨养骨"是健骨的好方法。猪骨有骨有肉，可补益气血、填精生髓、强壮筋骨。
- 🏵 黄豆有健脾益气的作用，也是高蛋白、高钙食物，且能调节人体内分泌，维护骨骼健康，对女性尤其有益。
- 🏵 此汤适合骨质疏松的中老年人多吃，注意不要太油腻。

乌发童颜不显老

容颜衰老也是人体老化的重要表现。外表是身体的一面镜子，它折射出五脏的气血状况。五脏气血虚衰不仅会面色暗沉萎黄、没有光泽、皱纹增多、皮肤松弛下坠、头发花白，还容易出现皮肤粗糙、干燥、发痒、脱皮、脱发，甚至生出大量的黑褐色老人斑。

要想避免这些问题，饮食要注意增加营养，滋补气血。多吃山药、大枣、杏仁、花生、白果、蜂蜜、牛奶、豆浆、薏米、芝麻、核桃、松子、莲子、紫菜、牡蛎、樱桃、桂圆、桑椹、豆腐、赤小豆等食物，以及枸杞子、阿胶等药材，可让人青春常驻，吃出不老童颜不是传说！

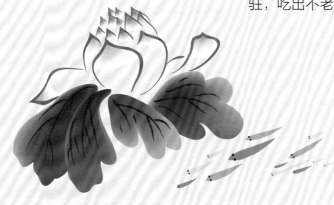

枸杞酒

材料

枸杞子50克，白酒500毫升。

做法

将枸杞子倒入干净的瓶中，灌入白酒，密封瓶口，放置阴凉通风处，浸泡15日以上方可饮用。

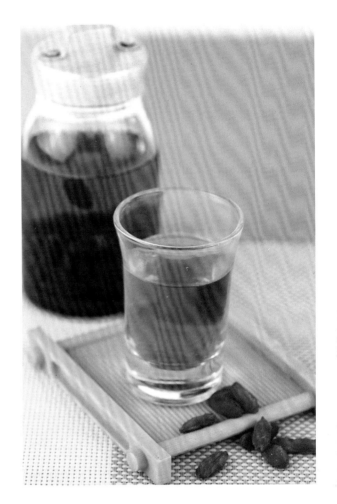

贴心絮语

🈳 枸杞子借助酒力，可增强补益精血、驻颜美容、延缓衰老的功效。白发、脱发、皮肤干皱、多斑、面色萎黄者饮用可美容抗衰。

🈳 此酒也适合肝肾阴亏所致腰膝酸软、四肢困倦、阳痿、早泄的中老年人，是名副其实的抗衰保健酒。

🈳 热病发作者慎饮。

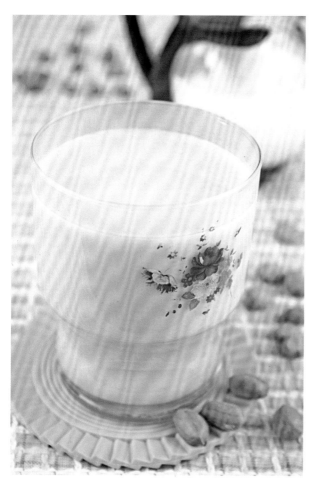

花生豆浆饮

材料

花生、甜杏仁、黄豆各15克。

调料

白糖适量。

做法

1 将花生、甜杏仁、黄豆洗净，放入盆中，加水浸泡1夜。

2 用磨浆机研磨成浆，滤渣取浆液，倒入锅中，加适量水煮沸，撇去浮沫，改小火煮5分钟即成。

3 煮好的浆倒入杯中，调入白糖即可饮用。

贴心絮语

🌀 花生是补血良药，杏仁润肺护肤，黄豆可健脾益气，并有补充植物雌激素的作用，可调节人体内分泌，美容养颜。

🌀 此饮能补益气血，常饮令人面色红润光泽、皱纹及色斑减少、毛发柔润、肌肉丰满、体力充沛，缓解早衰症状。

🌀 湿盛中满、气滞腹胀、肥胖者不宜多饮。

核桃阿胶膏

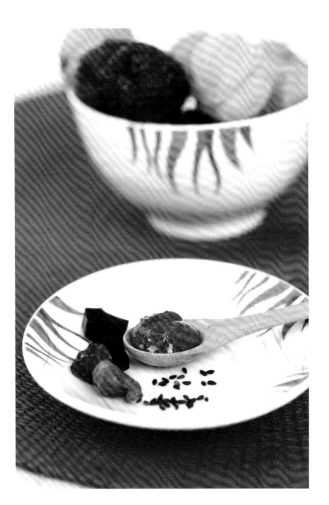

材料

红枣（去核）500克，阿胶250克，核桃仁、黑芝麻（炒熟）、桂圆干各150克，黄酒500毫升。

调料

冰糖250克。

做法

1 先将红枣、核桃仁、黑芝麻、桂圆干研成细粉。

2 阿胶放入黄酒中浸泡10天，然后与酒一起置于陶瓷容器中隔水蒸，使阿胶完全溶化。

3 趁热加入红枣、核桃仁、黑芝麻、桂圆肉细末，搅拌均匀，加入冰糖溶化即可。

4 盛入干净瓶中，封口后置于冰箱内保存。

5 每次取1茶匙食用，每日数次，久食见效。

贴心絮语

- 此膏所用材料均为益气养血的滋补品，适合中老年气血亏虚、形体瘦弱、肌肤衰老、面色晦暗无光、毛发干枯、失眠健忘者食用。

- 此方出自《清宫叙闻》，据说是西太后的美容秘方。常食可养血润燥，令人皮肤滑腻、头发乌黑、青春常驻。

- 腹胀气滞、消化不良、肥胖者不宜多服。

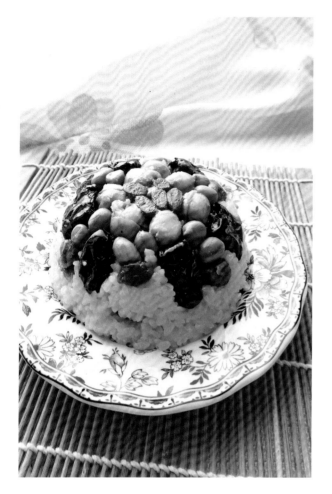

补血八宝饭

材料

糯米200克，红豆沙50克，莲子、桂圆干、花生仁各10克，蜜枣20克，枸杞子5克。

调料

白糖20克。

做法

1 糯米浸泡一夜；枸杞子、桂圆干泡软；花生仁、莲子煮熟。

2 将糯米放入蒸锅蒸制30分钟，趁热拌入白糖。

3 取大蒸碗，将碗底抹一层油，摆入莲子、花生、蜜枣、桂圆、枸杞子，先填入一半糯米饭压实，放入红豆沙，再放另一半糯米饭压实。

4 上蒸锅，大火蒸10分钟，取出后倒扣在盘子上即成。

贴心絮语

◎ 八宝饭既是传统的主食，又是补益气血、美容养颜的滋补佳品。

◎ 糯米搭配多种干果一起食用，可益气养血，濡润肌肤毛发，且香甜软糯，干果也更加熟软易嚼，适合体虚食少、瘦弱乏力、肌肤干枯不润、毛发不泽、面色萎黄的老年人多吃。

胡萝卜
松仁粥

材料

胡萝卜50克，熟松子仁15克，粳米100克。

调料

盐适量。

做法

1 粳米淘洗干净；胡萝卜洗净，切小丁。

2 煮锅中放入粳米，加适量水烧开，煮30分钟，至粥稠时放入胡萝卜丁、盐，略煮即成。

3 盛入碗中，撒上松子仁即可。

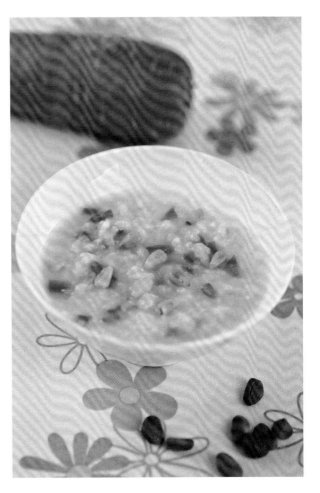

贴心絮语

🈷 胡萝卜润燥养血，松子仁甘润通肠。一起煮粥，可增强健脾胃、补阴血、润肠燥、养肌肤、抗衰老的作用，久食令人容光焕发、轻身不老。

🈷 此粥适合肌肤粗糙不润、干枯多皱、多斑、毛发枯黄早白、耳聋眼花、精力不足、瘦弱乏力、肠燥便秘者多吃。

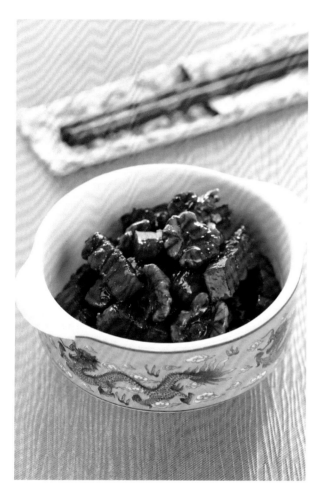

核桃烧肉

材料

核桃仁50克，猪五花肉500克，葱段、姜片各20克。

调料

料酒、酱油各20克，白糖10克，盐适量。

做法

1 将猪五花肉切块，焯水，洗净备用。

2 锅中倒入少许油烧热，放入葱段、姜片煸香，倒入肉块，中火炒至出油，倒入酱油上色，加入适量水，大火煮沸，放料酒、白糖，改小火煮1小时。

3 拣出葱段、姜片，放入核桃仁、盐，继续煮15分钟，大火收汁，至汤汁变稠即可。

贴心絮语

🔘 核桃仁有补肾温肺、润肠通便、健脑益智、抗老防衰的功效。五花肉肥瘦兼有，既能补虚损，又能润肌肤。

🔘 此菜适合须发早白、皮肤干皱、体瘦津枯、肠燥便秘以及虚寒咳喘、腰膝酸软、脑力下降的老年人补益调养。

🔘 此菜比较油腻多脂，肥胖、高脂血症、糖尿病患者要控制进食量，不宜多吃。

海菜鸡蛋汤

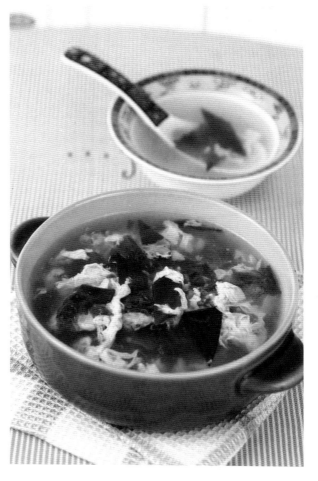

材料

海带100克，紫菜5克，鸡蛋1个。

调料

香油、盐、胡椒粉各适量。

做法

1 将海带洗净，切片，鸡蛋打入碗中搅匀。

2 锅中放入海带和适量水，大火烧开，改小火煮10分钟，放入紫菜划散，倒入鸡蛋液，再煮沸时加盐、胡椒粉调味，淋香油即可。

贴心絮语

- 鸡蛋是全面补充营养、滋阴养血的必备食物，老年人最好保证每天一个鸡蛋。

- 海带、紫菜富含多种矿物质和维生素，如钙、锌、铁、镁、钾、维生素E等，对调节人体代谢有重要作用，有助于排毒养颜。

- 常饮此汤能让头发乌黑亮泽、肌肤洁净滋润、肠胃通畅不积滞，轻身不老，对防治心血管疾病也有益。

耳聪目明不健忘

老年人由于肾气衰弱，肾主髓，继而脑髓空虚，大脑或小脑萎缩，引起记忆力下降，易发生健忘现象，严重的会逐渐发展为老年性痴呆（阿尔茨海默病）。老人视觉和听觉的衰退对生活影响也非常大。如耳鸣、耳聋、头晕眼花、视力下降、白内障、青光眼、黄斑病变等，这些都与肝肾亏虚、气血不能上荣有关。

脑、耳、眼的退行性变化缺乏特效药，但可防患于未然，中医主张补肾通络，并可通过日常保健和饮食调养，来预防和减缓衰退。多吃核桃、花生、松子、黑芝麻、腰果、瓜子、枸杞子、五味子、桑椹、葡萄、蓝莓、大枣、胡萝卜、鸡蛋、鱼肉、牡蛎、紫菜、香菇、灵芝、菊花等食物，对聪耳明目、健脑益智很有好处。

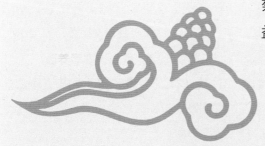

枸杞桑椹饮

材料
桑椹20克，枸杞子10克。

调料
冰糖适量。

做法
将桑椹、枸杞子和冰糖一起放入杯中，冲入沸水，闷泡15分钟后即可饮用。

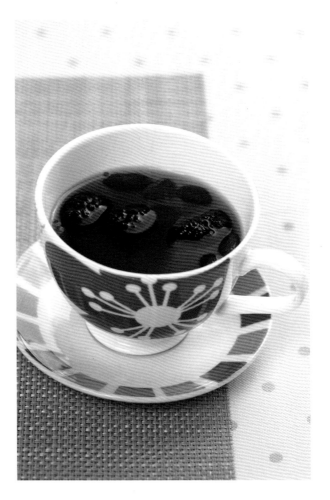

贴心絮语

- 枸杞子能扶正固本，生精补髓，滋阴补肾，延缓衰老。桑椹可滋补肝肾，养血祛风，生津润肠。
- 此饮能补阴益精，乌发明目，对肝肾阴虚、精血不足所致的眼睛干涩、视力减退、头晕眼花、须发多白、健忘失眠等有食疗效果。
- 脾虚泄泻者慎服。

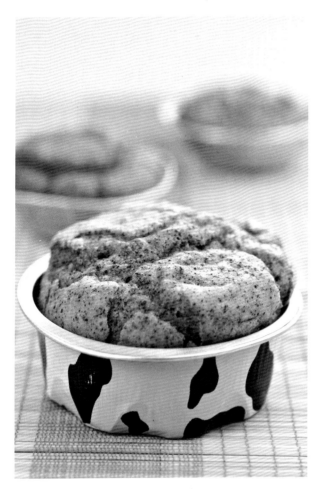

黑芝麻泡芙

材料

黑芝麻50克，低筋面粉200克，鸡蛋1个。

调料

蜂蜜30克，泡打粉适量。

做法

1 先将黑芝麻炒香研碎。

2 面粉和泡打粉一起放入盆中拌匀，放入黑芝麻粉和蜂蜜，打入鸡蛋，加适量水，搅打成稠面糊。

3 将面糊倒入蛋糕模具中，再把蛋糕模具码入烤盘，静置15分钟。

4 将烤盘放入预热的烤箱，设置温度180℃，上、下两面火，烤20分钟即成。

贴心絮语

- 黑芝麻可补肝肾，益精血，润肠燥，是延年益寿、美容乌发、补钙壮骨的滋养品。

- 这道小点适合老年人当作早餐或零食食用，尤宜头晕眼花、耳鸣耳聋、须发早白、脱发、失眠健忘、四肢无力、骨质疏松、肠燥便秘者。

自制蓝莓酱

材料
蓝莓500克，柠檬1/2个。

调料
白糖150克。

做法

1 蓝莓洗净，晾干，放入碗中，加白糖，挤入柠檬汁，静置腌1小时。

2 腌好的蓝莓放入搅拌机打成糊，倒入煮锅中，小火煮至浓稠即可。

3 瓶子洗净，将蓝莓酱趁热装入消毒、干燥的广口瓶中，密封瓶口，晾凉后放冰箱冷藏。

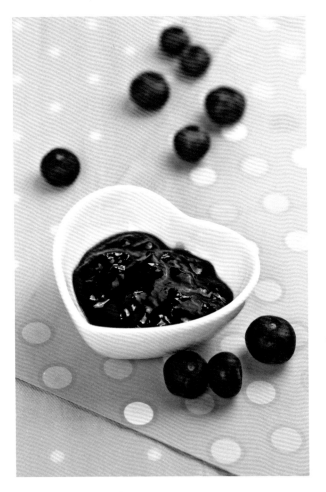

贴心絮语

🔵 蓝莓富含花青素等多种抗氧化物质，有抗衰老、养护视力、健脑益智的作用，也属于黑色食物，对滋肾阴、养肝血均有好处。

🔵 此酱可在早餐时搭配面包、馒头、点心、酸奶等食用，增强保健作用。尤宜眼目昏花、脑力减退者常食。

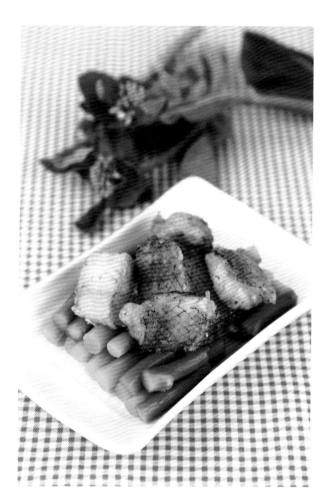

芥蓝煎鳕鱼

材料

鳕鱼肉150克，芥蓝200克，姜片、葱花各10克。

调料

料酒15克，盐、淀粉各适量。

做法

1 将鳕鱼肉洗净，切成大块，用姜片、葱花、料酒和盐抓匀，腌浸1小时入味。

2 芥蓝择去叶，削去老皮，洗净，切段，入沸水焯烫至熟，捞出，码盘。

3 炒锅上火，倒入油，烧至六成热，把腌好的鳕鱼块蘸上淀粉后放入油中，炸至金黄色捞出，码放在芥蓝上即成。

贴心絮语

🔘 鳕鱼是一种深海鱼，鱼肉的营养丰富，肉质细嫩，其蛋白质容易被人体消化吸收，所含的脂肪多由不饱和脂肪酸构成，有保护心脑血管健康、健脑益智的作用。

🔘 此菜滋阴润燥，补虚健脑，益精明目，尤宜肾阴亏虚、健忘失眠、眩晕耳鸣、潮热盗汗的中老年人。

牡蛎拌海带

材料

牡蛎肉150克，水发海带50克，香葱20克。

调料

海鲜汁、生抽各10克，胡椒粉适量。

做法

1 将牡蛎肉清洗干净；水发海带洗净，切成菱形片；香葱择洗干净，切成小段。

2 煮锅倒入水烧开，分别将海带片、牡蛎肉焯熟，沥水，装盘，加入所有调料搅拌均匀。

3 炒锅上火烧热，下入香葱爆香后，浇在调拌好的菜上即成。

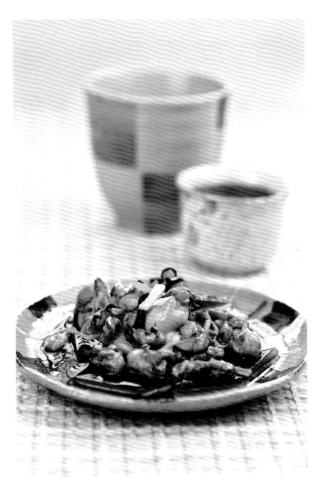

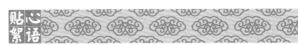

贴心絮语

🔅 牡蛎（也叫蚝、海蛎子）是海产贝类食物，肉味鲜美，富含蛋白质、脂肪、肝糖原、锌等营养素，胆固醇含量低，有滋阴润燥、养血安神、健脑益智的作用。

🔅 此菜适合阴血不足所致健忘、失眠、烦热的中老年人常吃，还能起到补充精力、清热解毒、防癌抗癌的作用。

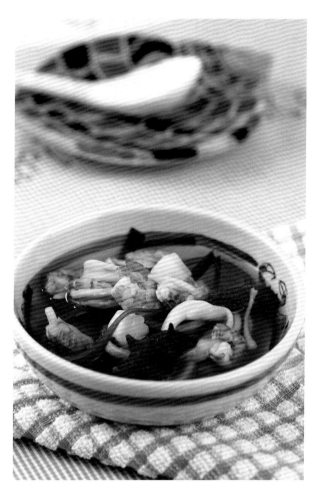

海鲜汤

材料

海参、虾仁、鱿鱼肉、鲜贝肉、蛤蜊肉、海带丝各50克，姜丝、葱花各少许。

调料

盐、胡椒粉各适量。

做法

1 虾仁、鲜贝肉、蛤蜊肉分别洗净；海参切块；鱿鱼肉切成鱿鱼圈，都下开水锅，焯水后捞出备用。

2 锅中倒入油烧热，下葱花、姜丝炝锅，加适量水烧开，先放入海带丝煮5分钟，再放入海参块、虾仁、鱿鱼圈、鲜贝肉、蛤蜊肉，煮沸后加盐、胡椒粉调味即可。

贴心絮语

- 海鲜类食物普遍具有高蛋白、高钙、高铁、低脂肪的特点，对心脑血管有一定的保护作用，又能起到补益体虚、养血润燥的效果。

- 此汤适合脑力衰退、失眠健忘、须发早白、眩晕耳鸣、精力不足、腰腿乏力、肌肤干燥失养者食用。

- 此汤蛋白质含量极高，肾病患者慎食。

核桃鸡蛋羹

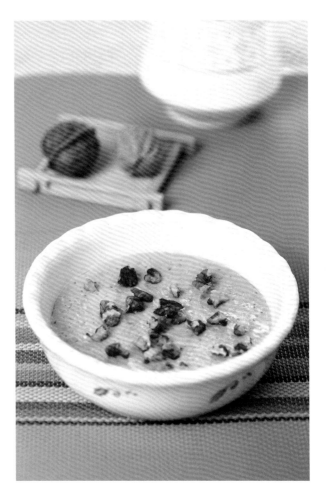

材料

核桃仁15克,鸡蛋2个。

调料

香油、盐各适量。

做法

1 核桃仁炒熟,捣碎备用。

2 鸡蛋打入蒸碗中,加盐、香油和适量温水,搅打均匀。

3 蒸锅上火烧上汽,放入蒸碗,大火蒸10分钟。

4 取出蒸碗,撒上捣碎的核桃仁即成。

贴心絮语

- 核桃仁是补肾温肺、润肠通便、健脑益智、抗老防衰的常用材料。鸡蛋能滋阴养血、润燥安神。

- 此羹适合老年人当作早餐或零食食用,有抗衰老、强脑力、壮筋骨的保健作用,尤宜脑力衰退、须发早白、健忘、烦闷、腰痛脚弱、尿频、便秘、皮肤干皱者。

润燥通肠不便秘

老年体虚者便秘现象比较常见，这是由于老年人气虚阳弱、推动无力，或阴虚血少、肠燥津干所致，也称为"老年习惯性便秘"。这类便秘与青壮年人常见的实热便秘有所不同，不宜用寒凉清泻的食物，以免损伤元气和津液，而应多用甘润补虚的食物，通过濡润肠道来导便。

有习惯性便秘的老年人尽量少吃导泻药物，平时可多吃些黑芝麻、核桃、香蕉、菠菜、银耳、松子、蜂蜜、火麻仁、桑椹、海带、甘薯、萝卜等食物，可以促进排便，防治便秘、痔疮的发生，对预防大肠癌也有好处。

香蕉菠萝饮

材料

香蕉100克，菠萝肉50克。

做法

1 将菠萝肉切小块，用淡盐水浸泡30分钟。
2 香蕉去皮，切小块。
3 把香蕉、菠萝果肉一起放入打汁机中，加适量水，搅打成果汁即可。

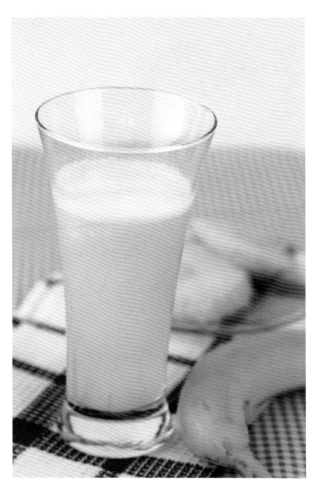

贴心絮语

🏵 香蕉有润肠通便的作用，菠萝则能促进消化，改善饮食积滞的问题。

🏵 此饮把香蕉、菠萝一起打汁，可促进肠胃运转代谢，预防老年人肠胃动力不足、津液干枯所致食积腹胀、腹痛、便秘等，帮助身体解毒、排毒。

🏵 菠萝要先用淡盐水泡过再打汁，以去除酸涩的口感。

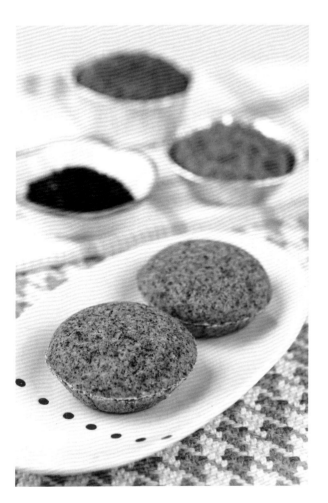

黑芝麻蜂蜜糕

材料

黑芝麻50克，玉米粉、面粉各100克，鸡蛋1个。

调料

蜂蜜50克，泡打粉适量。

做法

1 先将黑芝麻炒香研成粉，和其他材料一起放入盆中，用水搅打成稠糊状。

2 将芝麻面粉糊倒入模具中，把模具码在烤盘上。

3 将烤盘放入预热的烤箱，温度180℃，上、下火，烤20分钟即成。

贴心絮语

🔘 黑芝麻甘润多脂，是润肠燥、养肌肤、抗衰老的常用食物。

🔘 面食里添加了黑芝麻、鸡蛋、蜂蜜等养血润燥的食材，可以增强濡润作用，对养护人体精血、津液等非常有益，既能通便，又能滋补，尤宜肠燥便秘、肌肤失养、毛发干枯的老年人多吃。

桂花甘薯泥

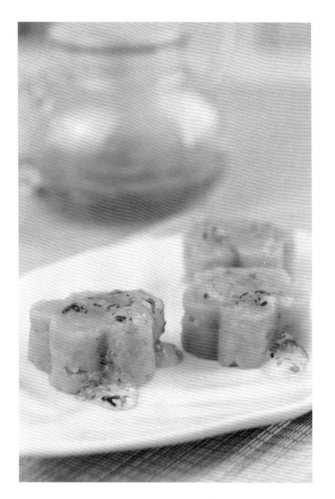

材料

甘薯250克。

调料

糖桂花酱适量。

做法

1 将甘薯洗净蒸熟，晾凉后去皮，捣成泥。

2 把甘薯泥填入定形模具中，脱去模具，码盘，浇上糖桂花酱即可。

贴心絮语

- 甘薯也叫红薯、白薯，淀粉含量高，是可以代替主食的薯类食物。
- 甘薯中膳食纤维的含量非常高，促进排便的作用强，常食有助于通便排毒，也是预防大肠癌的理想食物。
- 老年人用一些薯类、豆类、粗杂粮来代替精米白面，对预防便秘、润养肌肤、延缓衰老、平稳血糖均有好处。

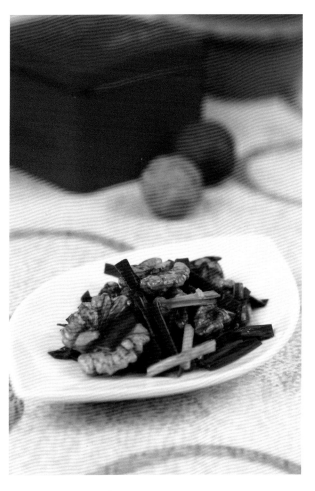

核桃仁
炒韭菜

材料
核桃仁30克，韭菜200克。

调料
盐适量。

做法
1 将韭菜择洗干净，切段。
2 炒锅中倒入油烧热，放入核桃仁炒至微黄，倒入韭菜段，炒出香味时加盐调味，炒匀即可出锅。

贴心絮语

- 核桃仁富含油脂，是润肠通便的好材料。韭菜有"净肠草"之称，膳食纤维含量高，能通利大肠、促进排便。
- 核桃仁和韭菜都有助阳作用，既能润通肠道，又能养护阳气和津液，尤宜阳气虚弱的老年便秘者。
- 阴虚火旺、便溏、腹泻者不宜多吃。

蜂蜜拌木耳

材料

水发黑木耳100克。

调料

蜂蜜30克。

做法

1 将水发黑木耳洗净，放入锅中，加水煮10分钟。

2 捞出木耳，切碎后装盘，调入蜂蜜拌匀即可。

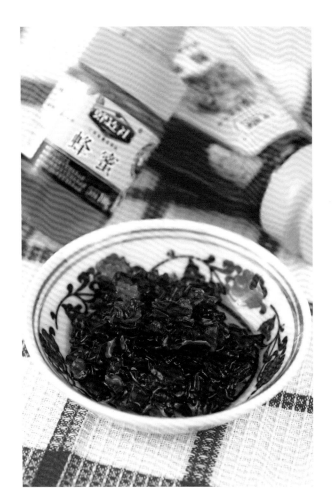

贴心絮语

- 🈺 蜂蜜可补中益气、润燥解毒。黑木耳可润燥利肠，补气活血。
- 🈺 此菜能濡润肠道，尤宜肠燥便秘、痔疮、便血者食用，并能预防肠胃溃疡及大肠癌。
- 🈺 此菜也适合肺燥咳喘以及高血压、高脂血症、动脉硬化、冠心病等心血管疾病患者常吃。
- 🈺 便溏、腹泻者不宜多吃。

收敛固涩止遗泄

遗泄是老年人常见的症状，包括腹泻、阳痿、遗精、早泄、尿频、遗尿等。这多是由于肾气及脾气虚弱，对大小便及精液的收敛固摄能力下降所致。如果遗泄比较严重，会造成日常外出活动不便，经常起夜会影响夜间睡眠，降低生活质量，更严重的是会导致人体阳气越来越亏虚。

因此，当老年人出现经常便溏、每日大便次数增多、夜间尿频等症状时，就要开始加强饮食调养，多吃些健脾益气、补肾固精、收涩固肠的食物，如山药、莲子、芡实、栗子、大枣、柿子、猪肚等，也可添加金樱子、覆盆子、五味子、山茱萸等药材，以加强疗效。

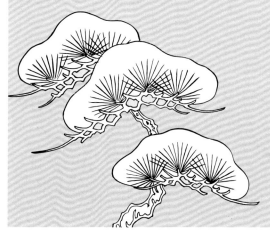

金樱子茶

材料

金樱子肉（去毛、去核的金樱子）10克。

调料

冰糖适量。

做法

将金樱子肉装入茶包，和冰糖一起放入茶壶中，冲入沸水，加盖闷泡15分钟后即可饮用。

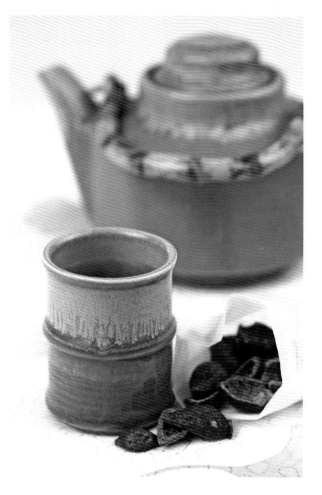

贴心絮语

- 金樱子是固涩收敛、止遗止泻的良药，有固精、缩尿、止带、涩肠的作用，常用于肾虚精关不固所致的各类遗泄症。
- 此茶适合遗精、滑精、早泄、尿频、遗尿、大便溏泻、久泻久痢、脱肛的老年体虚者，以及女子崩漏、体虚带下清稀、老年女性子宫脱垂者饮用。
- 实火、邪热及阴虚火旺、带下黄浊者不宜。

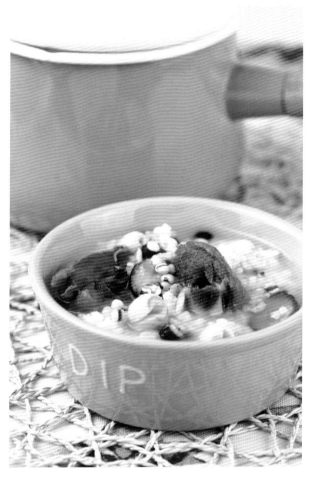

芡实莲子鸡肉粥

材料

卤鸡腿150克，粳米100克，芡实、去心莲子、薏米、水发香菇各20克。

调料

胡椒粉、盐各适量。

做法

1 将卤鸡腿切成块，水发香菇切成片。

2 芡实、去心莲子、薏米一起放入锅中，加适量水，煮30分钟。

3 放入粳米和香菇，继续煮30分钟，至粥稠时放入鸡腿块，加入胡椒粉和盐调味，略煮即成。

贴心絮语

- 芡实有益肾固精、补脾止泻、祛湿止带的功效。莲子可益肾固精，补脾止泻，止带。
- 芡实、莲子都是常用的收敛固涩材料，与温养气血的鸡肉一起煮粥，可起到疗补虚弱、缓解遗泄症状的作用，尤宜脾肾虚弱所致遗精、尿频、久泻、带下者。
- 中满腹胀、大便燥结者不宜多吃。

山药软饼

材料

山药粉30克，面粉250克。

调料

甜面酱、大葱丝各适量。

做法

1 将山药粉和面粉放入大碗中，边加水边搅拌成稀面糊。

2 平底锅上火烧热，倒入1勺面糊，摊平，凝固后翻面，两面翻烙熟，取出。

3 将面饼切小块，卷好，码放盘中，卷大葱丝和甜面酱食用。

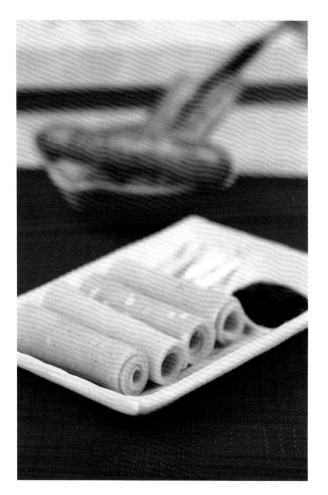

贴心絮语

- 山药有益气养阴、补脾肺肾、固精止带的功效，可用于收敛固摄、止遗泄。

- 此饼适合有便溏久泻、夜尿频多、遗尿、遗精、滑精、早泄、女性带下清稀等遗泄症状者常食。体虚瘦弱、腰膝酸软者也宜食用。

- 湿盛中满或有实邪积滞、大便燥结者不宜。

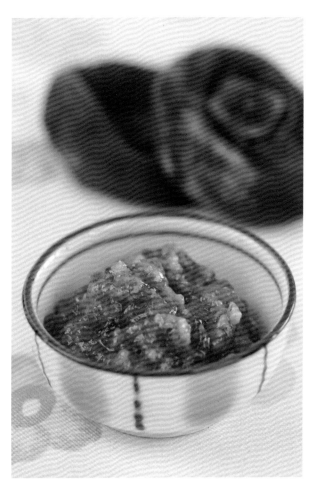

柿饼芡粉羹

材料

柿饼100克，芡实粉20克。

调料

冰糖适量。

做法

1 将柿饼切块，放入研磨碗中捣成泥。

2 煮锅中倒入适量水烧开，放入柿饼泥、芡实粉和冰糖，小火煮成糊状即成。

贴心絮语

- 柿子口味酸涩，有一定的收涩作用，能润肺止咳、涩肠止泻、止血，常用于腹泻、痢疾、痔疮出血、尿血、吐血、咯血等症。

- 芡实是防治遗精、尿频、带下、腹泻的良药，与柿子一起食用，可增强止遗泄效果，缓解老年脾肾虚弱所致的各类遗泄症状。

- 湿盛中满、食滞不化者不宜多吃。

黄芪猪肚汤

材料

猪肚200克，黄芪20克，生姜2片，丁香5克。

调料

料酒、盐、胡椒粉各适量。

做法

1 将猪肚刮净包油，用醋和面粉反复揉搓5分钟，冲洗干净。

2 将猪肚用清水煮10分钟后洗净，切成条。

3 把猪肚条和黄芪、生姜、丁香一起放入锅中，加适量水，小火煮1小时，放入调料调味即可。

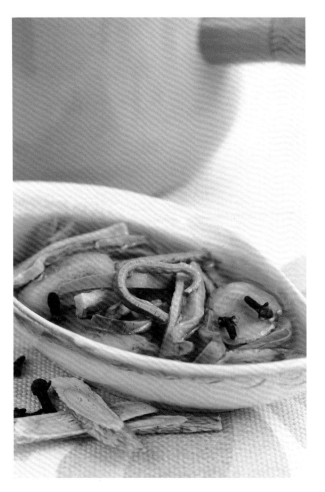

贴心絮语

🔘 黄芪是补中益气的要药，常用于食少便溏、久泻、内脏下垂、气虚水肿等脾虚证。

🔘 此汤有补气健脾、升阳的功效，对于脾胃阳气下陷所致虚弱泄泻、脏器下垂均有一定的食疗效果。尤宜食少腹胀、便溏久泻以及胃下垂、脱肛、子宫脱垂等老年脏器下垂者食用。

🔘 阳盛阴虚、内有积滞、表实证者不宜多食。

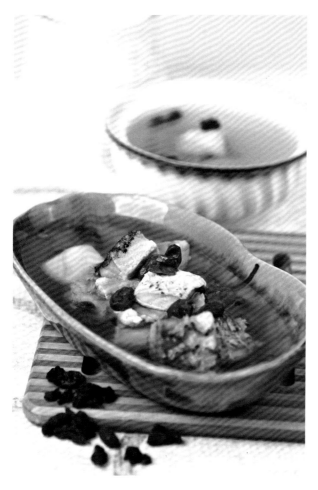

茱萸鱼肉汤

材料

草鱼肉150克，山茱萸20克，姜片10克。

调料

料酒15克，盐、胡椒粉各适量。

做法

1 将草鱼肉洗净，切大块。

2 锅中放入鱼肉块，加适量水烧开，撇去浮沫，放入山茱萸和姜片，倒入料酒，改小火煮15分钟，加盐、胡椒粉调味即成。

贴心絮语

🟦 山茱萸有补益肝肾、收敛固涩的功效，且补益之中又有封藏的作用，固精止遗的效果好，常用于治疗肾病、阳痿、遗精、尿频等。

🟦 此汤滋阴又助阳，可疗补肝肾不足，适合肾虚血亏所致的肾病、遗精、遗尿、尿频、自汗者。

🟦 命门火炽、阳强不痿、素有湿热而致小便淋涩者不宜。

覆盆子小肚汤

材料

覆盆子、益智仁各15克，猪小肚（猪膀胱）100克，葱段、姜片各15克。

调料

盐、鸡精各适量。

做法

1 将猪小肚用醋清洗去腥，切成块，焯水后，冲洗干净。

2 砂锅中放入猪小肚块，加适量水，大火煮沸，撇去浮沫，放入葱段、姜片、益智仁和覆盆子，小火煮40分钟，至猪小肚软烂时加盐、鸡精调味即可。

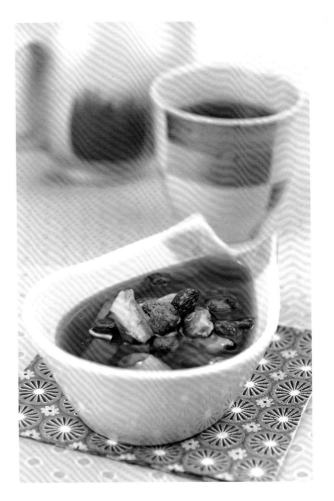

贴心絮语

🔸 覆盆子是常用的收涩药，有益肾、固精、缩尿的功效，兼补肝肾不足。益智仁益肾壮阳、固精缩尿、温脾开胃。猪小肚可清热利湿、益脾补肾。

🔸 此汤既能补益，又可收涩，对老人脾肾虚弱所致泄泻、尿频、遗尿、淋证、遗精、早泄、女子带下等均有调养作用。

🔸 阳亢、阴虚火旺、燥热者不宜。

强健脾胃增食欲

俗话说"能吃是福"，胃口好时，吃进的营养品、滋补品也才能被人体吸收，老年人不管是否患有疾病或病情轻重如何，只要食欲旺盛，不挡吃，不挡喝，肠胃畅通不积滞，运化良好，身体就能保持正常运转，疾病也容易恢复。

不少老年人由于活动量少、消化功能差、心情不佳、疾病影响或药物的不良反应等原因，经常食欲不振，进食量少，易气滞腹胀、脘腹满闷、饮食积滞不化。如果出现这类情况，应多吃些健脾理气、消食化积的食物，如山楂、陈皮、萝卜、猪肚、锅巴、菠萝等，也可通过芳香辛辣的调味来刺激食欲，醒脾开胃。饮用红茶对消除肠胃积滞也有一定的作用。

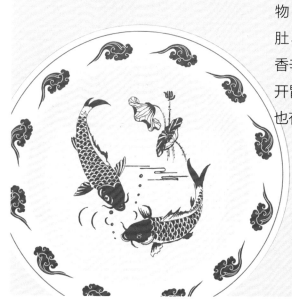

山楂陈皮茶

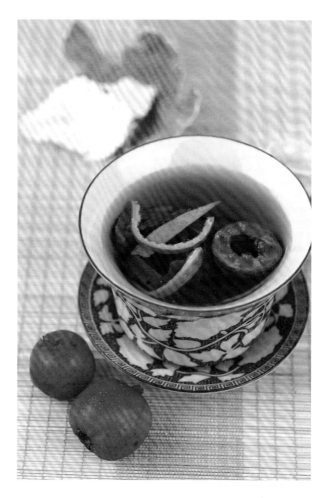

材料

山楂干、陈皮各6克。

调料

冰糖适量。

做法

将山楂干、陈皮和冰糖一起放入盖碗中，冲入沸水，加盖闷泡15分钟即可饮用。

贴心絮语

- 山楂消食化积、行气散瘀，善治各种饮食积滞，尤其对消化油腻肉食积滞特别有效。陈皮有行气止痛、健脾和中、燥湿化痰的功效。
- 此茶有消食理气、促进消化、健脾开胃的作用，适合食欲不振、食积不化、气滞腹胀、腹痛、呕逆、饮食油腻、肥胖及血压、血脂偏高者常饮。
- 气虚、胃酸过多、有溃疡病者不宜多饮。

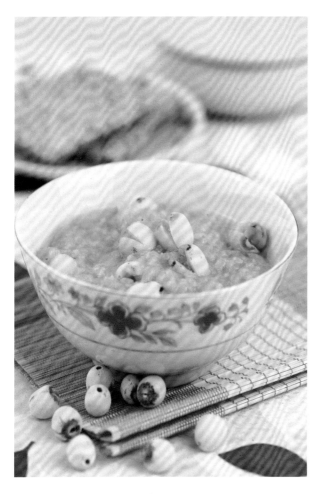

莲子锅巴粥

材料

去心莲子30克，锅巴100克。

调料

白糖（或盐）适量。

做法

1 将锅巴用温水泡软，捣散。

2 先将去心莲子放入锅中，加适量水，煮至变软、开裂。

3 再倒入锅巴，煮至粥成时加入白糖（或盐）调味即可。

贴心絮语

- 锅巴又称为"黄金粉""锅焦"，为烧干饭时锅底附着的焦黄物，是补气运脾、健胃消食、止泄泻的好材料。

- 锅巴搭配健脾止泻的莲子，可起到健脾益气、消食止泻的作用，常用于老年人不思饮食、食少纳差、脾虚久泻等症。

- 中满腹胀及大便燥结者不宜多吃。

金丝枣发糕

材料

自发粉、玉米粉各300克，金丝枣100克。

调料

白糖50克。

做法

1 将自发粉、玉米粉放入面盆中，加白糖，倒入水，边倒水边搅拌，至稠糊状，静置30分钟。

2 先把面糊倒入蒸盆，抹平，再码上金丝枣，放入蒸锅，大火烧上汽，蒸40分钟即成。

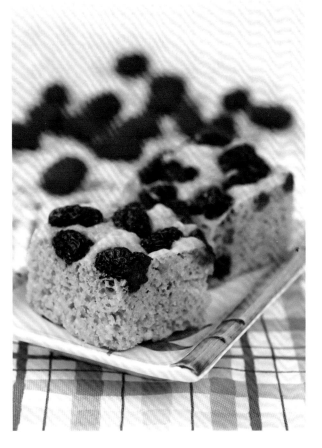

贴心絮语

🔵 此糕有补脾胃、益气血的功效，可用于脾胃虚弱、气血不足所致食欲不振、消化不良、贫血等症，可改善饮食量少、腹痛、面色萎黄或苍白、体倦乏力等症状。其口感松软甜香，容易咀嚼消化，尤宜老年脾胃虚弱者。

🔵 痰湿较重、积滞中满者不宜多吃。

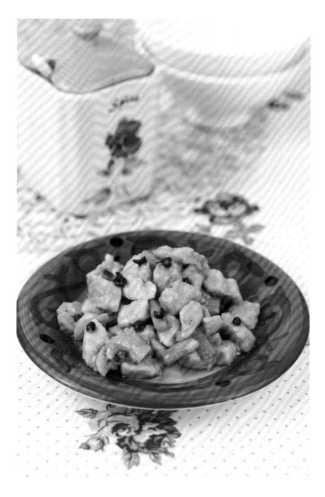

麻椒鸡丁

材料

鸡胸肉250克，葱段、姜片各10克，鸡蛋清1个。

调料

花椒、淀粉各10克，料酒、酱油、白糖、盐、香油各适量。

做法

1 鸡胸肉洗净，切成丁，用料酒、鸡蛋清和淀粉抓匀、上浆。

2 锅中倒油烧热，倒入花椒，炒出椒香，下葱段、姜片炒香，放入鸡丁炒至变白色，放入酱油、白糖、盐调味，淋上香油炒匀，即可出锅。

贴心絮语

- 在饮食中添加一些芳香辛辣的调味料，对提振食欲、健脾开胃十分有效，还能起到消除脾胃寒湿的作用，有助于脾胃健运。

- 鸡肉营养丰富，且肉质细嫩，易于咀嚼消化，适合消化功能不佳的老年人补虚。

- 此菜可温中散寒、强身补虚，尤宜脘腹冷痛、不思饮食、虚寒吐泻者食用。

- 阴虚内热、上火炎症、出血者不宜。

葱油肚丝

材料

卤羊肚200克，葱丝适量。

调料

生抽、米醋各适量。

做法

1 将卤羊肚切成丝，码盘，倒入生抽、米醋拌匀。

2 锅中倒油烧热，爆香葱丝，淋在肚丝上即可。

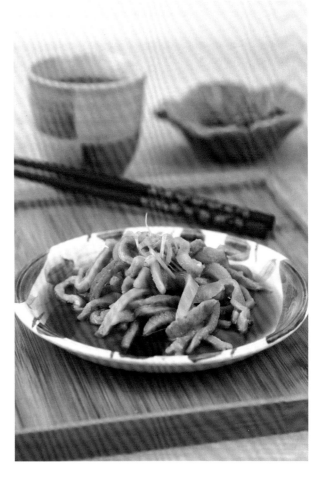

贴心絮语

- 羊肚是羊的胃，有促进消化、补虚健胃的功效，常用于虚劳不足、脾胃不健，尤其是胃气虚弱、反胃、食欲不振、虚劳瘦弱者。
- 羊肚也适合手足烦热、尿频、多汗者食用。
- 羊肚可直接买卤制好的，如果是生羊肚，洗净后用开水汆烫熟即可，不宜久煮，否则口感会变硬。

改善失眠安心神

中老年人失眠现象十分普遍，一般从更年期开始就容易发生，还常伴有烦躁、潮热、头晕、头痛、心悸、健忘等症。这多是由于心肾皆虚损而造成阴虚火旺、心肾不交所致。

长期失眠会给身心带来很大痛苦，甚至会从生理问题转化成心理问题，必须引起高度重视。经常失眠者不要长期依赖安眠药来入睡，而要加强饮食养护，补益心肾是调养重点。晚餐或宵夜时多吃小麦、大枣、芹菜、百合、莲子、桂圆、黄花菜、苹果、葡萄、牛奶等食物，对安神助眠有好处。也可用玫瑰花、茉莉花、白梅花、合欢花等泡茶饮，可疏肝解郁、调节心情。适当添加酸枣仁、柏子仁、夜交藤、合欢皮等药材更为有益。

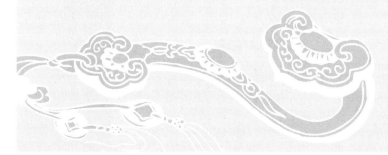

甘麦枣粥

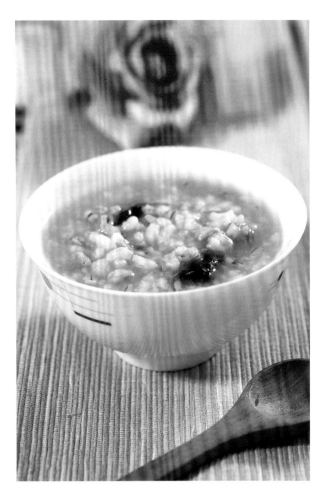

材料

小麦100克，大枣、甘草各10克。

调料

白糖适量。

做法

1 将甘草放入料包中，大枣劈破，去核，一同入锅，加适量水，煮30分钟。

2 取出料包，放入小麦，继续煮至粥成，加白糖调味即可。

贴心絮语

- 小麦可养心除烦，常用于心神不宁、烦躁失眠、妇人脏躁及烦热消渴，也有健脾补虚、止虚汗的作用，尤宜更年期女性。用浮小麦（瘪瘦轻浮与未脱净皮的小麦）效果更好。

- 大枣健脾养血、宁心安神，与小麦、甘草一起煮粥，适合心脾亏虚所致精神不振、情志恍惚、情绪不稳、潮热多汗、烦躁失眠者。

- 湿盛中满、有积滞者不宜多吃。

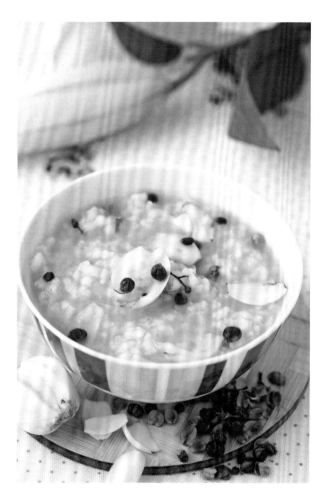

百合合欢粥

材料

粳米100克，合欢米10克，鲜百合20克。

调料

白糖适量。

做法

1 粳米淘洗干净，倒入煮锅中，加适量水，煮20分钟。

2 放入百合、合欢米，继续煮15分钟，至粥稠时，加入白糖，略煮即成。

贴心絮语

🔘 合欢米是合欢花的花蕾，能解郁安神、疏肝理气、清心明目，百合养阴润肺、清心安神。

🔘 此粥是治疗抑郁、失眠的良方。适合心神不宁、情绪忧郁、虚烦不安、失眠多梦、健忘头痛、精神恍惚、神经衰弱者。对于神经官能症、更年期综合征、高血压等引起的失眠心烦均有效。

🔘 中寒泄泻者不宜多食。

梅花蛋羹

材料
白梅花5克，鸡蛋1个。

调料
盐、香油各适量。

做法
1 先将白梅花煎煮取浓汁备用。
2 鸡蛋打入碗中，加入白梅花汁和盐，搅打均匀。
3 将做好的蛋液倒入蒸碗，上蒸锅，大火蒸8分钟，取出后淋香油即成。

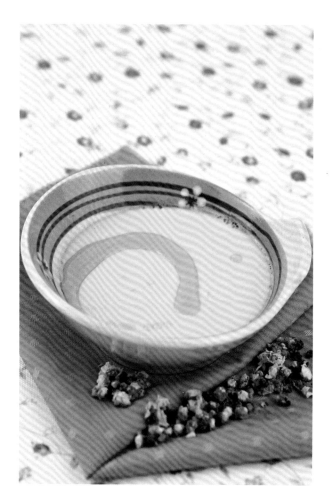

贴心絮语

- 白梅花也叫绿萼梅，有疏肝解郁、和中、化痰的功效，常用于情绪抑郁、肝胃气痛。
- 此羹有疏肝、理气、散结的功效，适合情志不舒、肝气郁结、痰气郁滞所致心情烦躁郁闷、神经衰弱者，尤宜有抑郁、失眠、厌食等症状者调养。
- 气虚较重及无气滞症状者慎用白梅花。

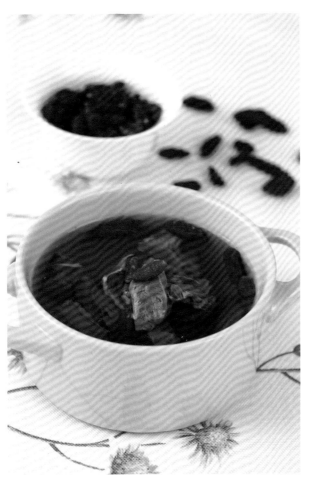

枸杞猪心汤

材料
猪心150克，枸杞子10克，高汤适量。

调料
盐、鸡精、胡椒粉各适量。

做法
1 猪心切成片，焯水后洗净。

2 锅中放入猪心和高汤，加适量水，小火煮30分钟。

3 放入枸杞子，继续煮20分钟，加入盐、鸡精、胡椒粉调味即可。

贴心絮语

- 猪心可补血虚、安心神、镇恍惚，常用于惊悸怔忡、神志恍惚、心虚自汗、不眠。

- 猪心与滋补肝肾之阴、益精养血的枸杞子一起煮汤，适合心虚血亏、神经功能衰弱、失眠惊悸者调养。

- 没有猪心时，用鸡心也可以。但动物内脏胆固醇含量较高，血脂偏高者不宜多吃。

枣仁西芹汤

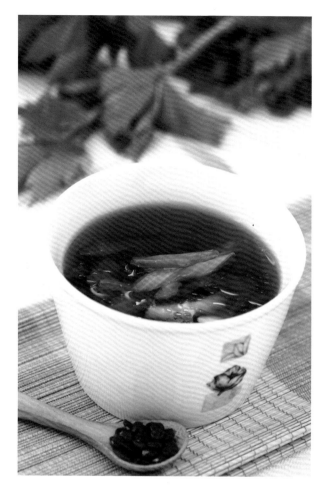

材料

西芹100克，酸枣仁15克。

调料

盐、香油各适量。

做法

1. 将酸枣仁捣碎，加水煎煮20分钟，去渣留汤。

2. 再放入洗净、切段的西芹，煮2分钟，加盐调味，淋上香油即可。

贴心絮语

- 酸枣仁有养心阴、益肝血、安心神的功效，是常用的安神药。芹菜有降压、凉血、安神助眠的作用。

- 此汤可养肝、镇静、宁心、安神，晚间食用可促进睡眠，适合神经衰弱、心神不宁、血压偏高、心烦失眠、惊悸多梦、体虚多汗者，也适合更年期调养。

- 血压偏低、有滑泄症者不宜多食。

预防感冒增免疫

感冒是一种常见的外感疾病，一年四季都可发生。由于老年人对外界温度变化的调节能力差、自身免疫力差，一方面更容易感冒，另一方面，感冒后不容易好，甚至一次小小的感冒都会有生命危险。所以，老年人要格外重视对感冒的预防，尽可能减少感冒。

感冒主要分为风寒感冒和风热感冒，其中还有夹暑、夹湿等情况。防治风寒感冒宜多吃辛温解表的食物，如香菜、葱白、生姜、豆豉、紫苏叶等。防治风热感冒则应多吃辛凉解表的食物，如萝卜、梨、荸荠、菊花、桑叶、薄荷等。饮食对感冒初起时的轻微症状比较有效，对于重症感冒只能起到一定的辅助作用，老年人不宜以食代药，延误病情。

桑菊杏仁茶

材料

桑叶、菊花各6克，杏仁10克。

调料

冰糖适量。

做法

将桑叶、菊花和捣碎的杏仁，一起放入杯中，冲入刚煮开的沸水，加盖闷泡15分钟后，再加入适量冰糖，即可饮用。

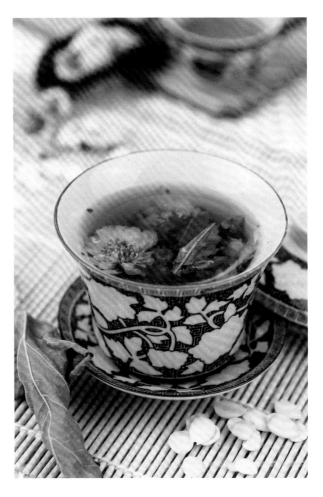

贴心絮语

- 桑叶、菊花可疏散风热，清肺润燥，清肝明目。杏仁是防治各类咳喘的常用药。

- 此茶可疏风清热、宣肺止咳，对因外感风热、肺热或肺燥所致咳嗽、发热、头痛、咽痛、津干口渴等均有食疗效果。

- 此茶以清热为主，脾胃虚寒、慢性咳嗽、虚寒咳喘及咳痰黄稠者不宜。

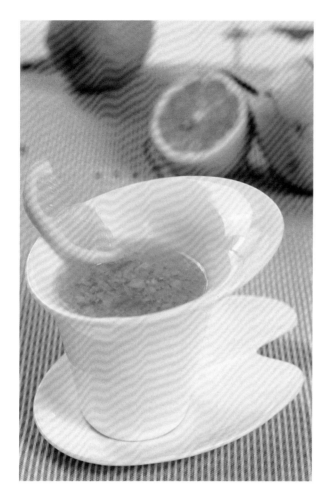

雪梨柠檬饮

材料

雪梨150克，柠檬50克。

做法

1 将雪梨、柠檬分别去皮、核，切块。

2 二者都放入打汁机中，搅打成混合汁即成。

贴心絮语

- 梨能生津止渴、清热润肺、止咳化痰，柠檬可清热解毒，且富含维生素C，有增强免疫力、抗感冒的作用。

- 此饮适合肺燥、肺热所致咽喉肿痛、咳嗽痰多、心烦口渴者饮用，对预防风热感冒也有一定作用。

- 脾胃虚寒者可温热后饮用，但会破坏维生素C，降低防感冒效果。

葱豉生姜饮

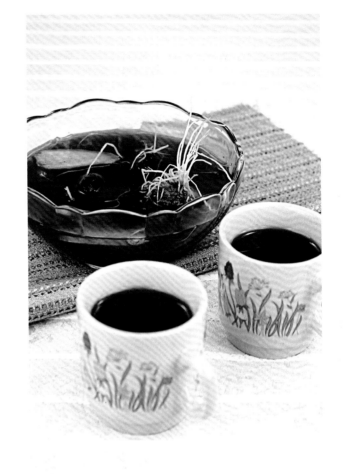

材料

连根葱白10根，淡豆豉20克，生姜2片。

调料

红糖适量。

做法

1 连根葱白洗净，和淡豆豉、生姜一起放入锅中，加水煮15分钟。

2 汤汁倒入杯中，调入红糖，趁热饮用。

贴心絮语

◉ 此茶是防治轻症风寒感冒的简易方，可发汗解表，用于风寒感冒初起。

◉ 葱白散寒、发汗、解表，淡豆豉解表、宣郁、除烦，生姜暖身祛寒，红糖活血化瘀。

◉ 此饮适合风寒感冒所致头痛、全身酸楚、恶寒微热、鼻塞流涕、咽痛咳嗽者。

◉ 已发展为重症感冒、发热重、咳嗽频者不宜饮用。

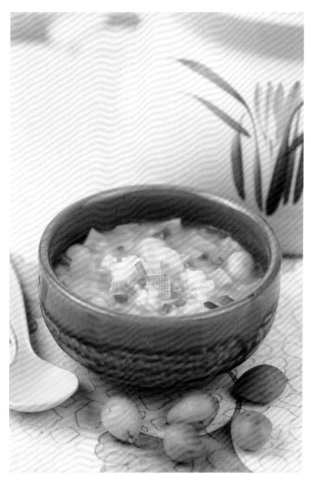

白果粥

材料

白果仁5粒，豆腐皮50克，粳米100克，香葱末少许。

调料

盐、鸡精各适量。

做法

1 将豆腐皮切成菱形片，焯烫一下备用。

2 粳米淘洗干净，和白果仁一起放入锅中，煮至白果软烂、粥稠，放入豆腐皮和调料，略煮即成。

3 煮成的粥盛入碗中，撒上香葱末即可食用。

贴心絮语

- 白果有敛肺、化痰、定喘、止带、缩尿的功效。其性涩而收，能敛肺定喘，兼有一定的化痰作用，是治喘咳痰多的常用药。

- 此粥适合风寒感冒及老年肺虚所致咳嗽、气喘、痰多者，有助于预防老年人因感冒不愈而转成肺炎。

- 生白果有毒，不可食用。煮熟后的白果也要控制食用量，老人每天食用不要超过10粒。

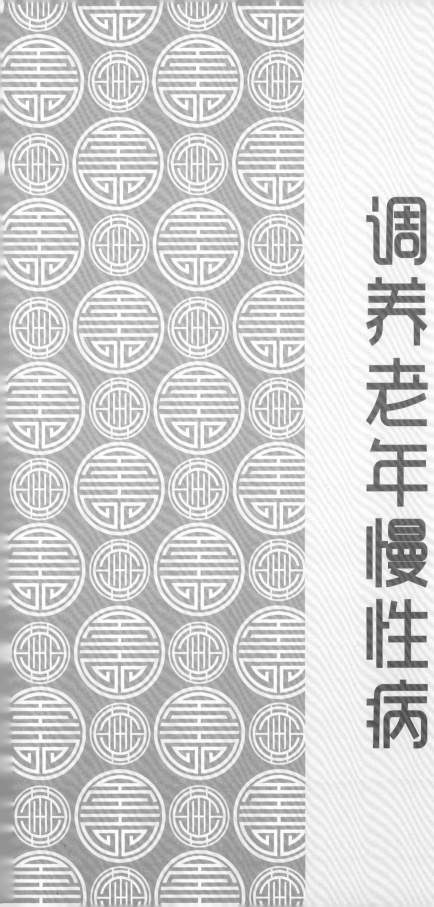

肆

改善症状，调养老年慢性病

大病后饮食助康复

一场大病或手术后，人体的皮肉、内脏及气血、津液都损耗很大，伤了元气，容易出现食欲不振、虚不受补的现象。所以，应先以软烂平和、多含汤水的饮食来调理脾胃，促进代谢，再逐渐增加营养，以恢复元气，效果会更好。

在刚刚病愈或手术后的3天内，身体特别虚弱，建议吃米粥、面汤、蛋汤、土豆、胡萝卜、莲藕等。待脾胃功能逐渐恢复后，可以添加红枣、莲子、山药、黑芝麻、猪肝、银耳、海参、枸杞子、鸡肉、猪蹄、甲鱼、花生、桂圆等食物。也可适当添加黄芪、西洋参、当归等中药材，对补气血很有益。

尽量不要吃芥末、辣椒等刺激性食物，羊肉、虾等发物，以及油腻黏滞的食物，以免刺激或阻滞肠胃，不利于病后恢复。

桂圆红枣 小米粥

材料
小米100克，桂圆干、红枣各15克。

调料
红糖适量。

做法
1 小米淘洗干净，红枣、桂圆干洗净。
2 砂锅中放入红枣、桂圆干，加适量水，小火煮20分钟。
3 倒入小米，大火烧开，撇去浮沫，加入红糖，改小火继续煮至粥稠即可。

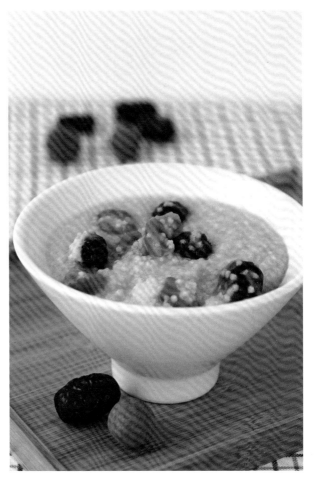

贴心絮语

🔘 小米也叫粟米，可健脾胃，除虚热，最宜大病后不思饮食者补益调养。桂圆干、红枣都有补益心脾、养血安神的作用。

🔘 此粥适合大病后或手术后阴虚血亏、体虚多汗、食欲不振、食少体倦、精神萎靡、睡卧不安者食用。

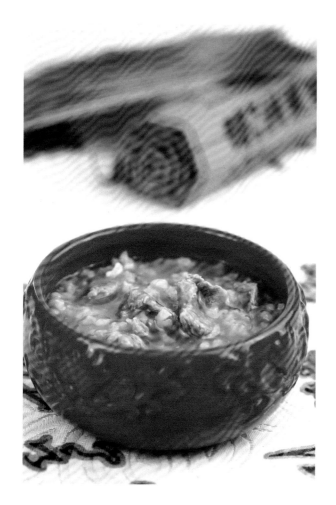

洋参肉片粥

材料
粳米、猪肉各100克，西洋参粉5克。

调料
料酒、淀粉各10克，盐适量。

做法

1 将猪肉切片，用料酒和淀粉抓匀上浆；粳米淘洗干净。

2 锅中放入粳米和适量水，大火煮沸，撇去浮沫，改中火煮至粥稠，放入猪肉片滑散，再开锅时加入西洋参粉和盐，搅匀即成。

贴心
絮语

🔅 粥是最宜病后调养的食物，把肉片煮在里面，可使其更加软烂，容易消化，既能健脾胃，又能增强补虚养血的作用。

🔅 西洋参可补气养阴、清热生津，适合病后、手术后气虚阴亏、津血损伤、虚热烦倦、口燥咽干者调补，且善清虚火，偏凉补，不会产生温补的燥热感。

莲子山药糕

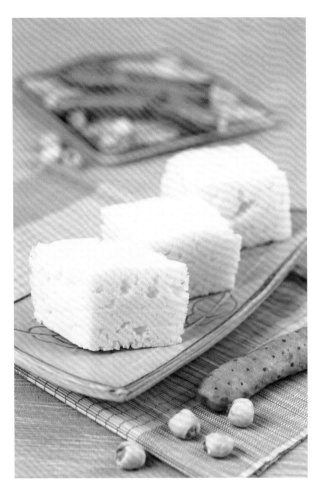

材料

山药、莲子各30克，粳米、糯米各200克。

调料

酵母粉、白糖各适量。

做法

1 山药、莲子、粳米和糯米分别研成粉，酵母粉用温水化开。

2 将所有研成粉的材料倒入和面盆中，加入白糖和酵母水，和成面团，饧发2小时。

3 将饧发好的面团充分揉匀，压成圆饼状，放入蒸屉。

4 蒸锅上火烧至上汽，放上蒸屉，大火蒸40分钟出锅，切成块后装盘。

贴心絮语

🔵 山药可补益脾肺肾，且能气阴双补。莲子健脾、固肾、止泻、养心的效果好。与安养脾胃的粳米、糯米一起食用，可增强健脾、和中、补虚的作用。

🔵 此糕可作为病后恢复期的主食，尤宜食少乏力、消化不良及有腹泻、便溏、带下、遗精、自汗等气虚不固症状者。

🔵 气滞腹胀、大便燥结者不宜。

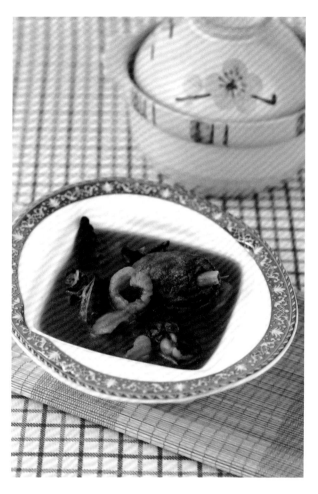

桂圆乌鸡汤

材料

乌鸡250克，桂圆干20克。

调料

料酒、姜片各20克，盐适量。

做法

1 乌鸡洗净，切块，焯水。

2 乌鸡块放入锅中，加适量水，大火煮沸，撇去浮沫，放入桂圆干、姜片和料酒，改小火煮1小时，拣去姜片，加盐调味即可。

贴心絮语

- 桂圆可补心脾，益气血。乌鸡比普通鸡肉健脾益气、滋阴补血的效果更好，非常适合出血较多者补养。

- 此汤可补气血、安心神、敛汗液，适合大病或术后气血两虚、心悸失眠、食少体倦、体虚多汗者食用。

- 湿盛中满、内有痰火者不宜多吃。

当归枸杞炖甲鱼

材料

甲鱼肉150克，当归、枸杞子各15克，鸡高汤适量。

调料

料酒15克，白糖5克，盐、鸡精各适量。

做法

1 将甲鱼去内脏，剁成块，放入冷水锅中，加热焯水，捞出，冲洗干净。

2 把焯好的甲鱼块放入蒸碗中，码入当归和枸杞子，用鸡高汤化匀调料，倒入蒸碗。

3 将蒸碗放入笼屉，上蒸锅，隔水蒸1小时即成。

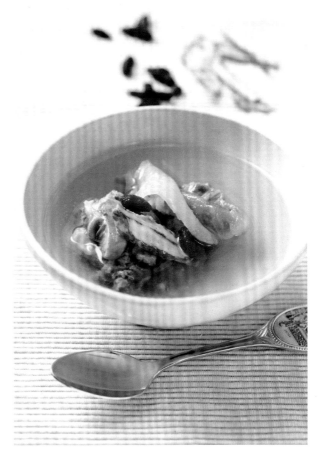

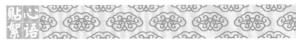

贴心絮语

🔹 当归是补血常用药，既可生新血，又可化瘀血，非常适合病后血虚、血瘀者调养。

🔹 枸杞子能滋补肝肾、益精养血，甲鱼大补阴血，尤宜有慢性虚弱病症者补益。

🔹 此汤适合病后、术后或虚劳所致阴血耗伤、贫血乏力、体质虚弱者补养。

🔹 外感实热、寒湿内盛、便溏者不宜食用。

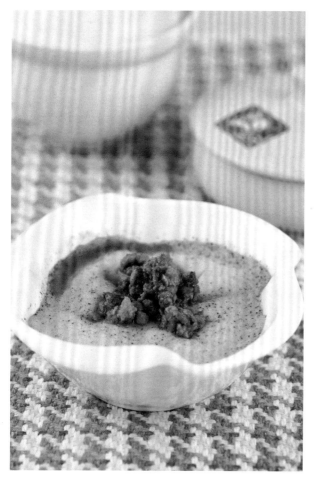

肉末鸡蛋羹

材料

鸡蛋2个，鸡肉末50克。葱花少许。

调料

盐、酱油、香油各少许。

做法

1 将鸡蛋磕入碗中，用力打散，加适量温水，继续搅打均匀。

2 将蛋液碗放入蒸锅内，蒸制蛋羹成形。

3 锅内倒入少许油烧热，下葱花炒香，放入鸡肉末速炒，先放酱油炒上色，再放入盐、香油炒匀，盛出浇在鸡蛋羹上，拌匀食用。

贴心絮语

🔘 鸡蛋是一种全蛋白食物，营养非常完整，且容易消化吸收，是调养体虚的理想食物。

🔘 大病或术后的几天内，往往没有胃口，吃不进肉食等高营养品，此时应每天食用1~2个鸡蛋，以保证营养。

🔘 此羹为半流质食物，软烂易消化，又补充了足够的蛋白质，适合病后气血两亏、脾胃虚弱者。

银耳牛奶羹

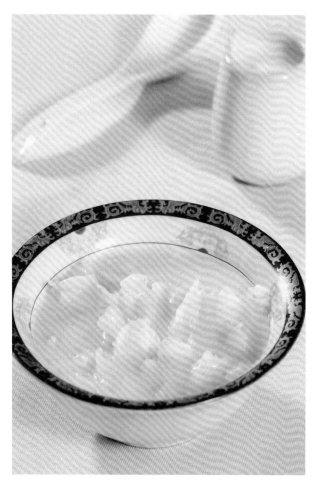

材料

水发银耳70克，牛奶150毫升。

调料

冰糖适量。

做法

1 银耳洗净，择成小朵。

2 锅中放入银耳、冰糖，加适量水，用小火煮至银耳黏稠时倒入牛奶，再煮沸即可。

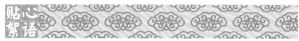

贴心絮语

○ 银耳是补肺益气、养阴润燥的滋补品。牛奶有益气养阴、养胃生津、补钙壮骨的功效。

○ 此羹适合病后体虚、津干阴亏、肺虚久咳、虚热燥渴、大便秘结、心烦失眠者食用，对增强免疫力、强壮体魄十分有益。

心脑血管病防发作

高血压、高脂血症、动脉硬化、冠心病都是老年人常见的心血管病，如果不能控制好血压、血脂，就容易发生脑血栓、心肌梗死、心绞痛、卒中（中风）等心脑血管意外，严重时危及生命。

要想保护好心血管、预防意外发生，不仅要遵医嘱服药，在饮食上也要给予重视。血管硬化、弹性降低也是人体老化的一种表现，日常可以通过多吃些活血化瘀、降压降脂的食物，如芹菜、菠菜、荸荠、银耳、木耳、香菇、番茄、萝卜、胡萝卜、洋葱、海蜇、海参、豆腐、海带、紫菜、玉米、燕麦、荞麦、柚子等，还可添加山楂、葛根、茯苓等药材。

注意少吃高脂肪、高胆固醇的动物肉类，烹调不要油腻厚重，尤其要限制油、盐的用量。

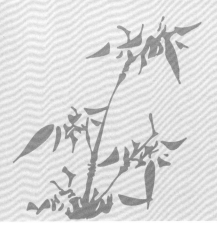

丹参葛根茶

材料

丹参、葛根各10克，茯苓、甘草各6克。

调料

冰糖适量。

做法

1 将丹参、葛根、茯苓、甘草一起研为粗末，盛入茶包中。

2 茶包置于茶壶中，放入冰糖，用沸水泡，加盖闷20分钟后即可饮用。

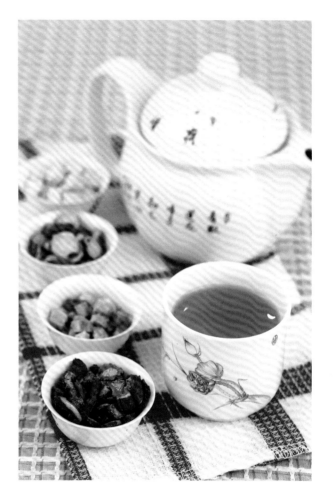

贴心絮语

- 丹参活血化瘀、凉血消痈；葛根解肌退热、生津透疹；茯苓宁心化痰、利水消肿；甘草清热解毒、缓急止痛。

- 此茶有宁心安神、凉血生津、通络化痰的功效，适合烦热失眠、烦渴口干、神昏心悸、胸闷绞痛、血瘀、水肿者，尤宜冠心病偶发心绞痛、脑动脉梗死者日常调养。

- 无明显心、脑血管疾病者，不易常服。

山楂菊花茶

材料
菊花3克，山楂干15克。

调料
冰糖适量。

做法
将山楂干、菊花和冰糖放入碗中，冲入沸水，加盖闷泡15分钟后即可饮用。

贴心絮语

- 山楂可活血化瘀、行气化积，有降血脂、软化血管的作用。菊花疏风散热、清热解毒，是改善高血压的天然良药。
- 此茶降血压、降血脂，保护心血管，缓解高血压所致头晕目眩、头痛目赤等症状，也适合心腹刺痛、食积腹胀、肥胖多脂者饮用。
- 脾胃虚弱者慎服。

酸奶水果拌沙拉

材料

猕猴桃、香蕉、梨、草莓、黑葡萄各100克，酸奶150毫升。

调料

蜂蜜适量。

做法

1 将猕猴桃、香蕉、梨分别去皮，取果肉，切成丁；草莓洗净，切丁；黑葡萄洗净。

2 将处理好的材料全部放入碗中，加入酸奶、蜂蜜，拌匀即可。

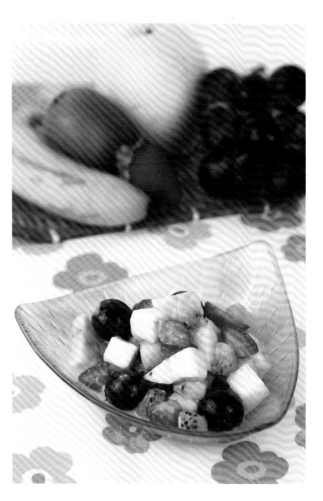

贴心絮语

- 新鲜水果中普遍富含维生素及抗氧化物质，且具有清热降压、生津止渴、净化血液、利尿消肿、降脂通便的作用。

- 以酸奶、蜂蜜代替沙拉酱来拌水果，可以避免摄入太多油脂和热量，又能增强补中润燥、通肠排毒的作用，尤宜内热烦渴、肥胖、便秘及心血管疾病患者食用。

- 脾胃虚寒、泄泻者不宜服。

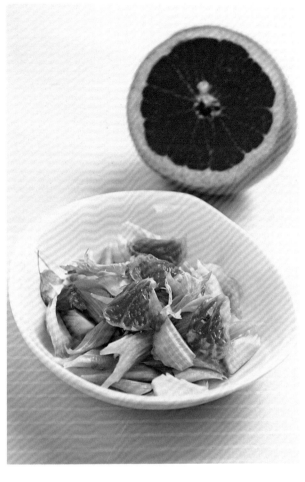

西柚拌芹菜

材料
芹菜200克，西柚肉100克。

调料
白醋、白糖、盐各适量。

做法
1 将芹菜择洗干净，斜刀切片，入开水中汆烫至断生捞出，过凉水，沥干；西柚肉切块。

2 将芹菜和西柚肉一起放入盘中，加入白醋、白糖、盐和橄榄油，拌匀即可。

贴心絮语

- 柚子是天然降压药，并能降脂降糖、生津止渴、解毒消肿。芹菜能清热除烦、安神，也有良好的降血压作用。

- 此菜能降"三高"、除烦热、止燥渴、消肿毒、安心神、助睡眠，适合高血压、高脂血症、糖尿病、肥胖、便秘、失眠、内热烦躁者食用。

- 脾胃虚寒、泄泻者不宜食用。

胡萝卜炒豆干

材料

胡萝卜200克，豆腐干100克，姜片、香葱末各适量。

调料

酱油、白糖各10克，盐、鸡精各适量。

做法

1 胡萝卜去皮，洗净，切滚刀块；豆腐干切成丁。

2 炒锅放入油烧热，投入姜片爆香，放胡萝卜煸炒出红油，放入豆腐干，加适量水，倒酱油，放白糖，改小火煮10分钟，大火收汁，加盐、鸡精，翻匀后盛入盘中，撒上香葱末即可。

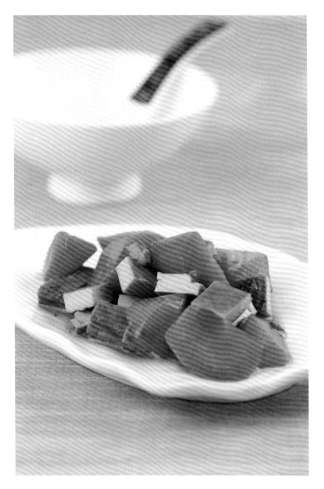

贴心絮语

- 胡萝卜滋阴润燥，健脾养血，润肤明目。豆腐干益气和中，养护脾胃，补充足够的蛋白质营养，有"素肉"之称。

- 此菜益气养血，生津润燥，在补体虚的同时，不会给心血管增加负担，适合有高血压、高脂血症、动脉硬化、冠心病的老年人补益气血。

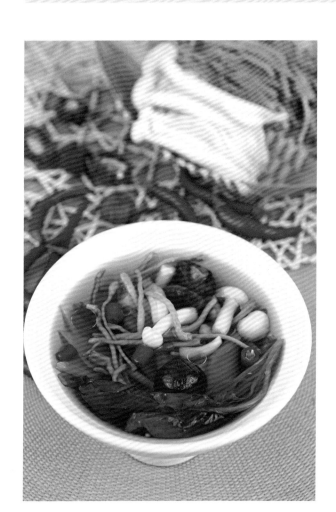

菌菇汤

材料

虫草花、白玉菇、鲜香菇各50克，莴笋、苋菜各100克，辣椒1个，鸡高汤适量。

调料

生抽、米醋各10克，盐、香油各适量。

做法

1 莴笋去皮，洗净，切片；苋菜去根，洗净，切段；辣椒去蒂，切小段。

2 虫草花、白玉菇、鲜香菇分别洗净，改刀后入开水锅，焯烫一下捞出。

3 锅中倒油烧热，下辣椒炒香，倒入鸡高汤煮沸，放入虫草花、白玉菇、鲜香菇、莴笋、苋菜，煮2分钟，放入各调料调味即成。

贴心絮语

- 菌类食物微量元素含量丰富，营养价值高，且有健脾胃、益气血、清血脂、抗衰老、防肿瘤、保护心血管的作用。

- 绿色蔬菜能清热解毒，通利肠胃，利尿消肿，对降压、降脂均有好处。

- 此汤既能温和滋养、延缓衰老，又可净肠胃、清血脂，尤宜肥胖及患有心血管疾病、糖尿病的老年人调养。

洋葱番茄蔬菜汤

材料

洋葱、番茄各100克，芥蓝、胡萝卜、水发木耳各50克。

调料

香油、酱油各10克，白糖、盐、胡椒粉各适量。

做法

1 洋葱去外皮，切块；番茄洗净，切大片；芥蓝择洗干净，胡萝卜切片，水发木耳洗净。

2 锅中倒入油烧热，放入洋葱炒出香味，倒入酱油和适量水，煮沸后放入木耳、胡萝卜、芥蓝煮5分钟，放入番茄，加入白糖、盐、胡椒粉调味，再煮沸，盛入汤碗，淋香油即成。

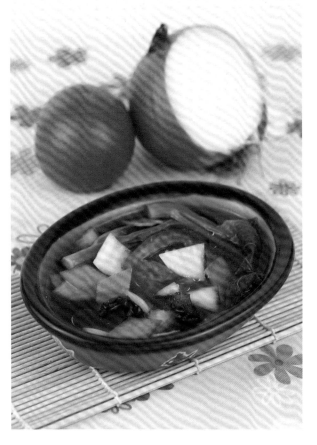

贴心絮语

🉑 番茄富含维生素C及番茄红素，有净化血液、提高免疫力的作用。洋葱可降低血压、软化血管、降低血黏度、抗衰老，是适合中老年人的保健食物。

🉑 多种蔬菜一起煮汤，可以降"三高"、排肠毒、清血液、除烦躁、抗肿瘤、提高免疫力，尤宜肥胖、便秘、心血管疾病、糖尿病患者调养。

糖尿病食疗效果好

糖尿病是老年常见病，多因脾肾虚弱引起代谢功能障碍所致。主要表现为"三多一少"，即"多饮、多食、多尿、体重减少"，严重者还易并发急性感染、心血管疾病、眼底病变、肾病、肢体末端病变等其他疾病。此病与饮食关系密切，对症调养，可以有效控制病情。

糖尿病饮食宜清淡滋补，清热润燥，少食多餐，多食冬瓜、山药、苦瓜、芹菜、菠菜、白菜、黄瓜、茄子、萝卜等蔬菜，多食玉米、燕麦、荞麦、绿豆等五谷杂粮，相应减少精米白面。

不宜多吃辛辣、肥甘油腻、香燥及含淀粉、糖分高的食物。不宜饮烈酒，以免助热伤阴。避免暴饮暴食、多食、饱食，要控制每日食物摄入量，避免血糖大幅波动。

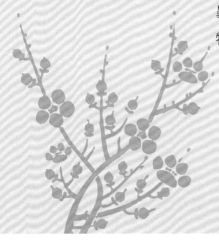

山楂双耳饮

材料

鲜山楂50克，水发木耳、银耳各30克。

做法

1 山楂去核，洗净，切片。

2 锅中放入木耳、银耳，加水煮15分钟，晾凉。

3 把山楂片、木耳、银耳及煮水一起倒入打汁机中，搅打成稀糊即成。

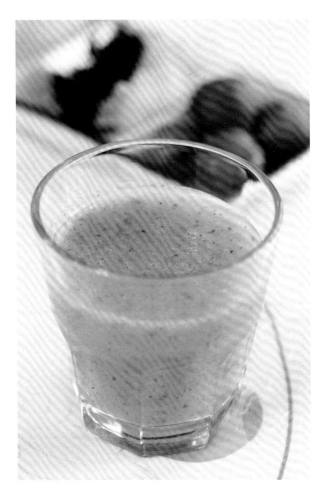

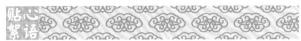

🏵 山楂除了能活血化瘀外，还是消食化积的良药，尤其擅长化解肉食积滞，改善人体代谢功能。木耳、银耳可滋阴润燥、通大肠、降糖降脂。

🏵 此饮能通肠胃、降"三高"、润燥渴，适合饮食积滞不化、脘腹胀满、大便燥结、燥热口渴者饮用，尤宜糖尿病及高脂血症者。

🏵 脾胃虚寒、腹泻者不宜多饮。

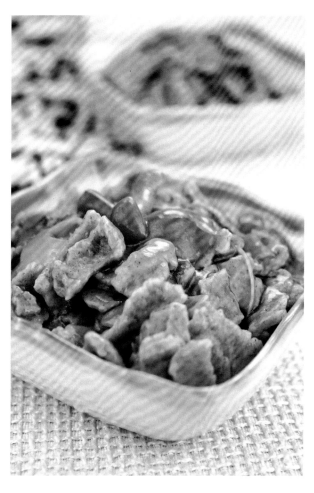

荞麦面片

材料

荞麦面、鸡胸肉、滑子菇各100克，黄瓜50克，葱花少许。

调料

酱油、水淀粉各15克，盐、鸡精、香油各适量。

做法

1 将鸡胸肉剁成馅，黄瓜切成丝，滑子菇去根。

2 荞麦面加适量水和成面团，静置30分钟，先擀成大片，再切成3厘米宽的长条。

3 锅中加水烧开，用手将宽面片揪成小片，直接入开水锅，煮2沸即可捞出，盛入碗中，放上黄瓜丝。

4 炒锅倒入油烧热，煸香葱花，放入鸡肉馅炒断生，加酱油和水烧开，放滑子菇煮3分钟，加盐、鸡精调味，勾芡，淋香油，浇在面上，拌匀食用。

贴心
絮语

- 荞麦面是一种粗粮，有开胃宽肠、下气消积的功效，常用于肠胃积滞。现代研究发现其有明确的降血糖、降血压、降血脂作用。

- 糖尿病患者不妨以荞麦面代替部分精米白面作主食，搭配肉、菜，既能保证营养，又能稳定血糖。

- 荞麦不宜一次食用过多，以免造成腹胀、消化不良。

枸杞山药熘鸡片

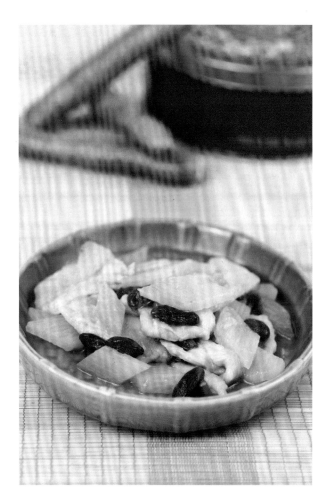

材料

鲜山药、鸡胸肉各100克，枸杞子15克，葱花少许。

调料

料酒、淀粉各15克，盐、胡椒粉各适量。

做法

1 将鸡胸肉洗净，切片，用料酒、淀粉拌匀上浆。

2 鲜山药去皮，切片，焯水断生，枸杞子泡软备用。

3 炒锅倒入油烧热，下葱花炝锅，放入鸡片滑散，炒至肉色变白，倒入山药片和枸杞子，大火快速翻炒，加盐、胡椒粉调味，炒匀即成。

贴心絮语

🔖 枸杞子可滋补肝肾之阴，养血益精，延缓衰老。山药可补脾益气，滋养脾阴，是脾气虚弱、气阴两虚者的首选补益品。老年糖尿病患者多脾肾阴虚，特别适合以此调补。

🔖 鸡肉温补气血、健脾生肌，搭配枸杞子和山药，可补气养阴，尤补肾脾肝，适合糖尿病所致快速消瘦、体重减轻、津干烦渴、体虚乏力者食用。

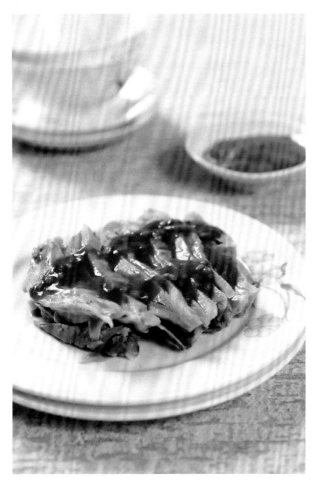

酱汁白鸭

材料

白条鸭子半只，葱段、姜片、蒜蓉各30克。

调料

料酒、豆豉酱各20克，美极鲜酱油10克，盐适量。

做法

1 将鸭子洗净，焯水后放在汤锅中，加适量水烧开，撇去浮沫，放入姜片、葱段和料酒，改小火煮1小时。

2 原汤浸泡至冷，捞出剁成长条块，整齐地摆在盘中。

3 炒锅中倒入油烧热，下蒜蓉炒香，倒入豆豉酱，煸炒出豉香味，加少许水，放入美极鲜酱油、盐，略炒盛出，将酱汁浇在鸭肉上即可。

贴心絮语

◎ 鸭子为半水生动物，故其肉与其他肉类相比偏凉性，更适合体虚有热、上火的人滋补，阴虚内热的糖尿病患者尤为适宜。

◎ 此菜可健脾胃、补虚劳、清虚热、消水肿，适合体质虚弱、食欲不振、骨蒸发热、消瘦乏力、身倦神疲、便干、水肿、盗汗、咽干口渴者食用。

绿豆海带汤

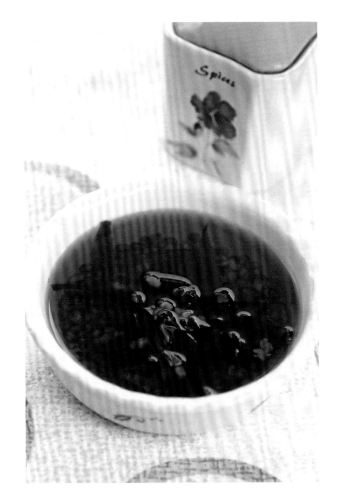

材料

绿豆、海带各50克。

做法

1 将绿豆淘洗干净，海带洗净，切成丝。

2 煮锅中放入绿豆，加入适量水，用小火煮30分钟，放入海带丝，继续煮10分钟即可。

贴心絮语

- 绿豆可清热解毒，健脾利湿。海带有消痰软坚、利水消肿、清热润下的功效。

- 此汤能通利大小便，消水肿，清毒火，除烦热，适合糖尿病及高血压、高脂血症、动脉硬化、肥胖、便秘等代谢障碍性疾病患者夏季调养。

- 脾胃虚寒、腹泻者不宜。

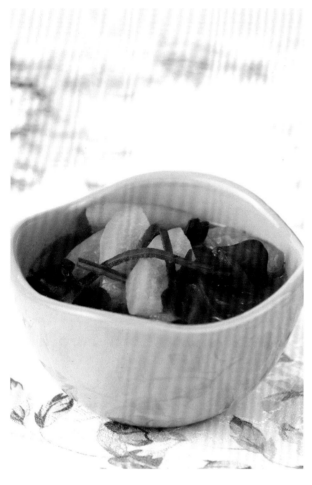

海带冬瓜汤

材料

海带、冬瓜各100克，水发木耳50克，葱花少许。

调料

酱油、盐、胡椒粉各适量。

做法

1 将冬瓜去皮、瓤后切片；海带切丝。

2 锅中倒油烧热，下葱花炒香，放入冬瓜片、海带丝、木耳和适量水，加酱油，用小火炖10分钟，放盐、胡椒粉调味即可。

贴心絮语

◎ 海带是清肠排毒、降脂降压、平稳血糖的理想食材。冬瓜热量极低，且有清热利尿、生津止渴的作用，特别适合糖尿病患者食用。木耳则能降三高、解毒通肠。

◎ 此汤适合糖尿病、高血压、高脂血症、肥胖、水肿、便秘等代谢不佳者食用，老年人常食还有抗衰老、防肿瘤的作用。

◎ 虚寒腹泻者不宜。

菠菜丸子汤

材料

菠菜200克，面粉、金针菇各50克，红椒丝少许。

调料

香油、淀粉各15克，盐、胡椒粉、鸡精各适量。

做法

1 菠菜洗净，焯水后切碎，加面粉、盐、鸡精和水，搅成馅料，制成丸子，下油锅炸熟。

2 锅中加适量水烧开，放丸子、金针菇煮5分钟，加盐、胡椒粉调味，勾芡后盛入汤碗，撒上红椒丝，淋香油即可。

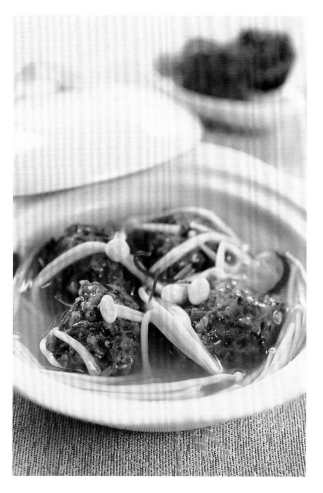

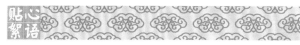

贴心絮语

🔘 菠菜能补血润燥、滋阴平肝、通利大肠、延缓衰老，并有一定的平稳血糖作用，能改善烦热口渴等症状，尤宜中老年糖尿病患者食用。

🔘 此菜也适合高血压、头痛目眩、风火赤眼、便秘、痔疮出血者常食。

🔘 菠菜较滑利，肠滑不固者不宜多吃。

饮食能助防治癌症

　　癌症作为一种老年慢性病，已成为我国人群死亡率最高的疾病之一。对于不少癌症，医学治疗能力也是有限的，我们要以"治未病"、早期积极预防、扶正固本为原则，如果已经发病，配合饮食调养，也能起到一定的控制转移和复发、稳定病情、提高生存质量的作用，让"带癌生存"成为可能。

　　经医学研究，确认对防癌抗癌有效的食物有：大蒜、甘薯、芦笋、紫甘蓝、香菇、薏米、花椰菜、牛蒡、茄子、竹荪、猴头菇、大白菜、番茄、大豆、萝卜、胡萝卜、海带、灵芝、蓝莓等，日常不妨多吃这些食物。此外，多饮茶对防癌抗癌也有一定的作用。

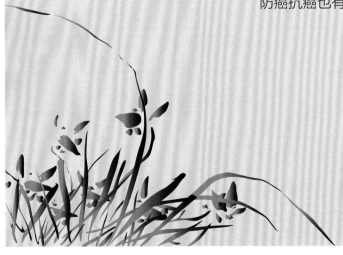

白果薏米茶

材料

白果仁5粒，薏米30克。

调料

冰糖适量。

做法

1 白果仁、薏米一起放入锅中，加适量水煮30分钟，放入冰糖略煮即可。

2 倒入杯中，代茶饮服。

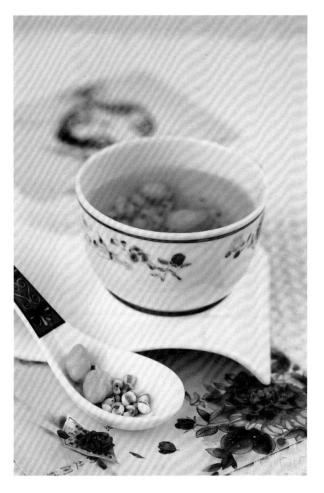

贴心絮语

🔸 薏米可清热排脓，能有效抑制癌细胞增殖，常用于胃癌、肠癌、宫颈癌、肺癌、皮肤癌的辅助食疗，健康人食用可降低肿瘤发生率。

🔸 白果有抗衰老、抗肿瘤的作用，尤其对防治肺癌有一定的辅助食疗效果。

🔸 生白果有毒，不可食用。熟白果最好每天也不要超过10粒，以免发生中毒。

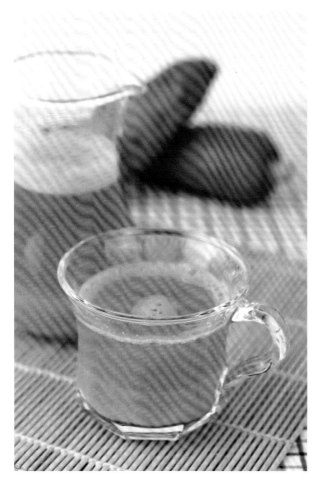

胡萝卜甘薯饮

材料

胡萝卜、甘薯各70克。

调料

白糖适量。

做法

1 胡萝卜、甘薯分别去皮，洗净，切片。

2 一起放入打汁机中，加适量水，搅打成汁。

3 倒入杯中，加白糖搅匀即可饮用。

贴心絮语

- 胡萝卜富含的胡萝卜素、叶酸等均是公认的抗癌物质，尤其对胃癌、膀胱癌、结肠癌、乳腺癌、肝癌、肺癌等有一定的防治作用。

- 甘薯富含膳食纤维，改善便秘、痔疮效果好，对预防大肠癌、乳腺癌有一定良效。

- 此饮抗氧化、抗衰老、抗肿瘤，是老年人保健防病的良方。

西蓝花芦笋饮

材料

芦笋、西蓝花各50克。

调料

白糖适量。

做法

1 芦笋洗净，切小段；西蓝花择成小朵，洗净。

2 二者一起放入打汁机中，加适量水，搅打成混合汁。

3 将混合汁倒入杯中，加白糖搅匀即可饮用。

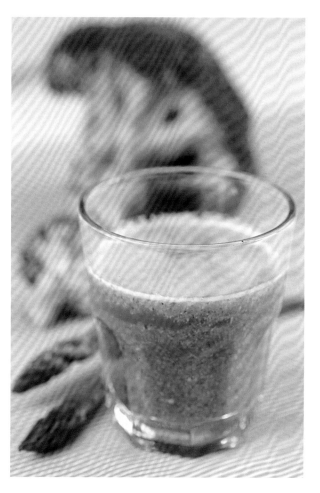

贴心絮语

🔘 芦笋是抗癌蔬菜，可抑制癌细胞扩散，对预防膀胱癌、肺癌、皮肤癌和肾结石均有益。

🔘 西蓝花所含的花青素也是天然抗癌成分，对预防乳腺癌、大肠癌、胃癌等有一定作用。

🔘 此饮用于日常保健，可起到增强免疫力、预防癌症发生、抑制肿瘤发展的作用。

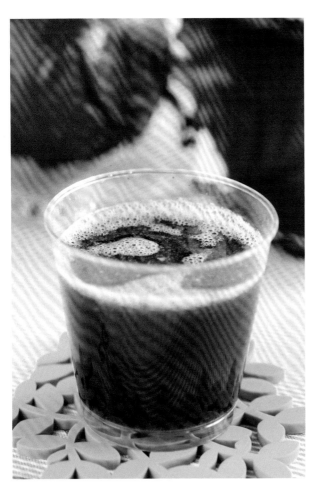

紫甘蓝饮

材料

紫甘蓝100克。

调料

白糖适量。

做法

1 将紫甘蓝洗净切块，放入打汁机中，加适量水，搅打成汁。

2 倒入杯中，加白糖搅匀即可饮用。

贴心絮语

- 紫甘蓝富含花青素、维生素C、胡萝卜素等抗氧化剂，有助于细胞更新，提高人体免疫力，防癌抗癌，尤其对预防胃癌、肠癌等消化道肿瘤有一定的作用。

- 此饮适合经常食用肥甘油腻、烧烤、腌渍食物者，可抑制致癌物，保护消化道黏膜，减少损伤与癌变。

蒜烧茄子

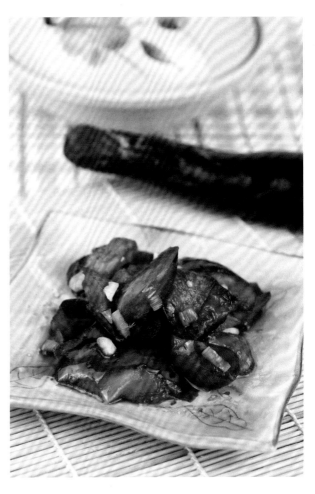

材料

茄子300克，葱花、蒜蓉各适量。

调料

酱油、香油各15克，白糖、鸡精、盐各适量。

做法

1 茄子洗净，切块，加少许盐拌匀，静置15分钟。

2 炒锅倒入油烧热，下葱花炒香，放入茄子，炒至发油亮时加酱油、白糖和少许水，烧5分钟，加入盐、鸡精和香油调味，放入蒜蓉，炒出蒜香即可出锅。

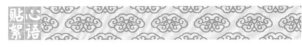

贴心絮语

- 茄子有活血消肿的功效，其富含的龙葵碱可抑制消化系统肿瘤的增殖，对防治胃癌有一定的功效，且有抗衰老、养肌肤的作用。
- 大蒜中的大蒜素也是有效的抗癌物质，尤其对预防胃癌、肠癌、鼻咽癌有作用。
- 此菜也适合高血压、高脂血症患者常食。
- 茄子皮中抗癌物质丰富，食用时不要丢弃。

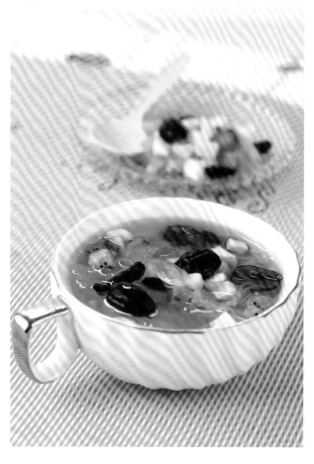

果品银耳羹

材料

水发银耳50克，苹果、猕猴桃各70克，红枣、紫葡萄干各20克。

调料

冰糖适量。

做法

1 红枣切半，去核；苹果、猕猴桃分别去皮，切成小丁；银耳撕成小朵，洗净。

2 锅中放入银耳和适量水，小火煮40分钟，放入红枣、葡萄干和冰糖，继续煮10分钟。

3 盛入汤碗中，加入苹果丁、猕猴桃丁即可食用。

贴心絮语

🏵 银耳能滋阴润燥，疗补虚弱，扶正固本，预防癌症发生，也常用于肺癌、鼻咽癌、肝癌、白血病、骨癌等中晚期癌症调养，肺癌等癌症手术后也宜用银耳调养。

🏵 苹果、猕猴桃、红枣、葡萄干等干鲜果品均有一定的抗癌作用，一起食用，可养阴润燥，益气养血，抗衰老，增免疫，驱病邪。

灵芝香菇鸡肉汤

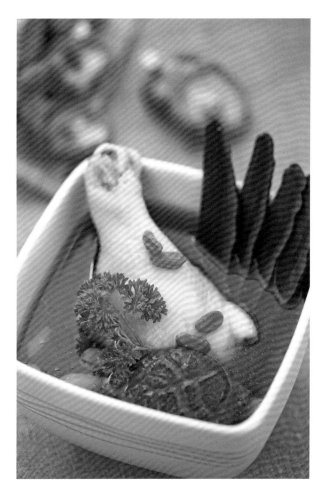

材料

鸡大腿2个，灵芝、香菇、花生各20克，枸杞子10克。

调料

料酒、盐各适量。

做法

1 将鸡大腿洗净，焯水。

2 锅中放入鸡大腿和适量水烧开，撇去浮沫，倒入料酒，放入灵芝、香菇，改小火煮1小时。

3 放入花生和枸杞子，继续煮20分钟，加盐调味，略煮即可。

贴心絮语

🏵 灵芝可抑制肿瘤细胞增殖，提高免疫力，预防复发、转移，改善不适症状，延长生存期，常用于肿瘤的辅助治疗。

🏵 香菇、花生、枸杞子都是补益肝肾、疗补虚弱的食材，有助于增强体质、抑制癌细胞生长。

🏵 健脾益气、养血补虚的鸡肉，搭配多种抗癌食材，可扶正固本、祛除病邪、补虚强身、提高生存质量、延年益寿。

慢性胃病七分靠养

慢性胃炎、胃溃疡等疾病也是老年常见疾病，病程迁延，反复发作，不易治愈。常表现为腹部不适、胃痛、饭后饱胀、食欲不振、泛酸、嗳气、乏力、无规律性腹痛、消瘦等消化不良症状。此病三分治，七分养，以饮食调养为主。

胃病患者宜温热软烂、无刺激、少纤维、易消化的饮食，少食多餐为佳。宜吃米面谷物、鸡蛋、牛奶、豆腐等食物。如有呕吐、泄泻者，要多喝果汁、藕粉、米汤、蛋汤等，以缓解脱水、补充营养、加快排毒。胃寒者宜多吃生姜、韭菜、羊肉、茴香、猪肚、红枣、鲤鱼、红糖、土豆、肉桂、砂仁、面食等。胃热者宜多吃大白菜、卷心菜、黄瓜、甘蔗、小米、牛奶、莲藕、米食等。气滞食积者宜多吃猪肚、陈皮、山楂、鸡内金等。

切忌暴饮暴食、烟酒过度及辛辣刺激、生冷粗硬、易胀气泛酸的食物。

扶中茶

材料

炒白术、山药、桂圆干各30克。

调料

白糖适量。

做法

1 将所有材料放入砂锅，加适量水，小火煮40分钟，滤渣取汤汁即可。

2 汤汁倒入杯中，调入白糖饮用。

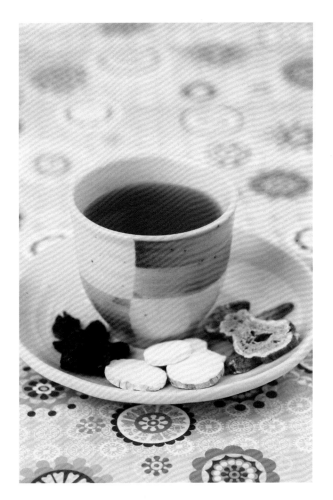

- 白术补脾益胃、燥湿和中，对脾胃气弱、不思饮食、倦怠少气、虚胀、泄泻等症有良效。山药健脾补肺、固肾益精，常用于脾虚泄泻。
- 桂圆补益心脾，与白术、山药同用，适合老年气血两虚、心脾肾俱虚而致慢性胃病、胃下垂、食少体弱、脾虚久泻者调养。
- 邪实气滞所致腹胀脘闷、嗳气、泛酸、大便燥结者忌用。

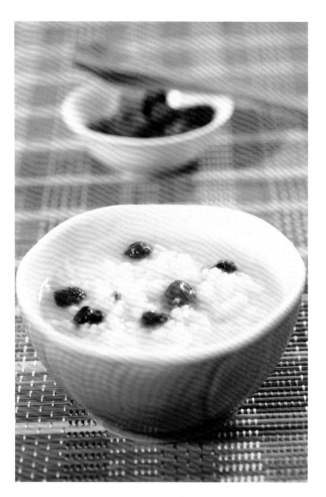

砂仁粥

材料

砂仁6克，粳米100克。

调料

盐适量。

做法

1 将砂仁碾碎备用。

2 粳米淘洗干净，放入锅中，加适量水，煮30分钟，至粥稠时放入砂仁碎和盐，煮5分钟即可。

贴心絮语

● 砂仁辛散温通，气味芳香，有化湿醒脾、行气温中的效果，为"醒脾调胃要药"，常用于湿浊中阻或气滞所致的脘腹胀痛、呕吐泄泻等脾胃不和证，对寒湿气滞更为有效。

● 此粥可健胃理气，适合脾胃寒湿、气滞所致食欲不振、食滞不化、气逆呕吐、腹痛胀满、泄泻等消化不良者保健。

● 阴虚血燥、有热者不宜。

八珍糕

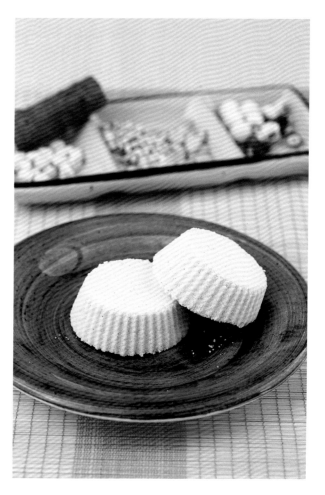

材料

糯米粉500克，山药、白扁豆各50克，薏米、莲子、芡实、茯苓各30克。

调料

白糖50克。

做法

1 将山药、白扁豆、薏米、莲子、芡实、茯苓研末成粉，与糯米粉和白糖混合，加适量水拌匀，达到用手攥能成块、松手能散的程度。

2 把拌匀的粉装入模具中，压实，放入蒸锅，大火蒸40分钟，取出，脱出模具即可。

贴心絮语

◉ 此糕由多种健脾养胃、益气除湿的材料制作而成，久服可强身，最适合脾胃虚弱、虚劳瘦弱、食欲不振、食少久泻者常食，可作为脾胃疾病患者的日常保健食品。

◉ 此糕所用的食材偏于补益，且山药、白扁豆、莲子、芡实的收涩性较强，如积滞较重、大便燥结者不宜多吃。

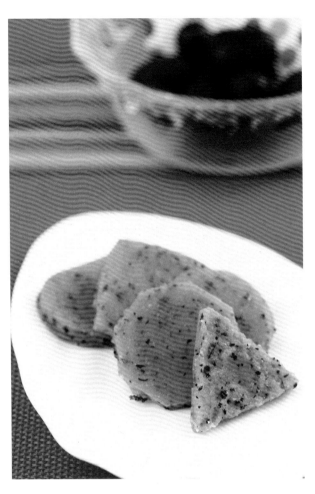

益脾饼

材料

面粉150克，大枣50克，白术20克，鸡内金10克，干姜6克。

调料

白糖适量。

做法

1 将大枣蒸熟后捣烂成泥；白术、鸡内金、干姜共研成粉。

2 将所有材料放入大碗中，加入白糖和水，搅拌成面糊。

3 平锅上火烧热，放上模具，浇入面糊，待面糊定形后去掉模具，两面烙熟即可。

贴心絮语

🔸 大枣健脾补血，白术补气、健脾、燥湿，鸡内金消食化积、促进脾运，干姜温中暖胃。

🔸 此饼是益气和中、健胃消食、温中止泻的食疗佳品，适合脾胃虚寒、中阳不振所致食少泄泻、食滞内停、完谷不化者常食，尤宜虚寒型慢性胃病患者调养。

🔸 阴虚阳亢、内热烦渴者不宜多吃。

草果薏米排骨汤

材料

猪小排500克，薏米20克，草果5克。

调料

料酒、酱油各15克，白糖、盐、胡椒粉各适量。

做法

1 猪小排剁成小段，焯水后洗净。

2 薏米放在炒锅内，炒成黄色。

3 将排骨段放入锅中，加适量水烧开，撇去浮沫，放入草果、薏米、白糖，倒入料酒和酱油，改小火煮1小时，加盐和胡椒粉调味即成。

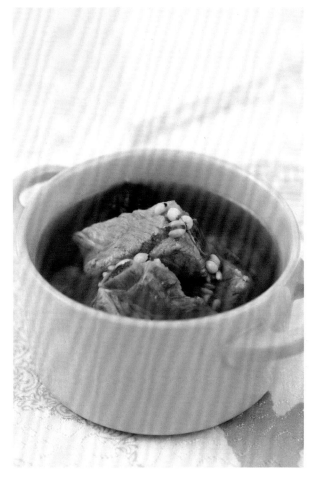

贴心絮语

- 草果辛温燥湿，常用于寒湿内阻所致脘腹冷痛、呕吐泄泻等。薏米有健脾渗湿、利水消肿的功效。猪肉补益体虚，滋养气血。

- 此汤可温中除湿、健脾止泻，适合脾胃虚弱所致腹胀、腹泻、不思饮食者食用，可作为寒湿型胃病及病后体虚者的日常保健汤。

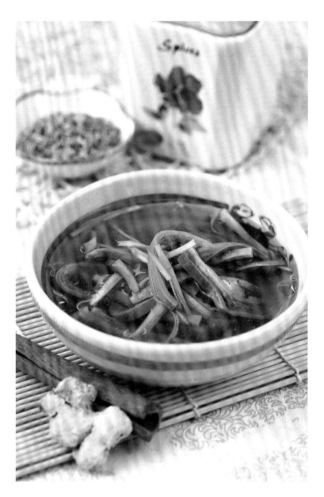

暖胃猪肚汤

材料

猪肚200克，干姜10克，葱丝少许。

调料

肉桂、小茴香各10克，香油、盐、白胡椒粉各适量。

做法

1 将干姜、肉桂、小茴香放入调料包中。

2 猪肚洗净切成条，焯水后放入锅中，加适量水煮沸，撇去浮沫，放入调料包，改小火煮1小时。

3 去掉调料包，把煮好的猪肚汤盛入汤碗，加盐、胡椒粉调味，淋香油，撒上葱丝即可。

贴心絮语

- 猪肚是猪的胃，具有补虚损、健脾胃、促运化的功效，常用于虚劳瘦弱、脾虚食少、泄泻、食积腹胀、水肿脚气等。

- 猪肚搭配干姜、肉桂、小茴香等多种温热的调味料，可增强温中散寒、暖胃燥湿的作用，适合虚寒湿盛的胃病患者日常调养。

- 胃热上火、津液干枯者不宜。

消食蛋羹

材料

鸡内金30克，山楂20克，山药、麦芽、茯苓、莲子肉各15克，鸡蛋2个。

调料

生抽、香油各5克，香葱末适量。

做法

1 将除鸡蛋外的所有材料均研为细末，混合拌匀后盛装于密封容器中保存。

2 将鸡蛋磕入碗中，打散，调入5克药粉，拌匀，上蒸锅隔水蒸至鸡蛋熟透。

3 加入生抽、香油，撒上香葱末即可。

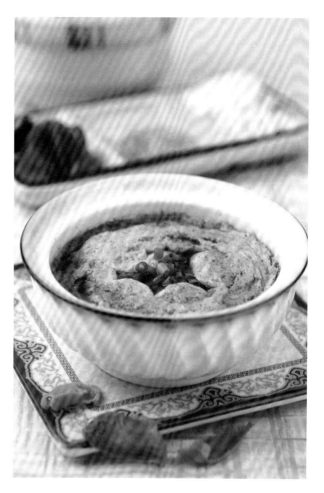

贴心絮语

🏵 鸡内金消食化积，健运脾胃，是消食导滞的要药，广泛用于米、面、薯、菜、乳、肉等各种食积症，能有效改善食积不消、吐泻等症状。

🏵 鸡内金搭配其他健脾胃的材料制作成蛋羹，可补脾益气、消食开胃，对脾胃虚弱所致食积内停、食少腹胀、便溏等有调理作用。

🏵 脾虚无积滞者不宜多吃。

泌尿肾病饮食养护

由于老年人肾气虚衰，其泌尿系统各器官（肾脏、输尿管、膀胱、尿道）都容易发生疾病，并波及整个系统。如肾衰竭、肾炎、尿路感染、前列腺炎、泌尿系结石等。一般表现为尿频、尿急、尿痛、尿失禁、尿潴留等排尿异常，血尿、蛋白尿、脓尿、细菌尿等尿液异常，以及腰痛等症状。

泌尿系统疾病患者在饮食中首先要养护好肾气，其次要低蛋白、低盐饮食，以减轻肾脏负担。还要多吃些利尿消肿、解毒消炎的食物，以通利小便、排毒排脓、缓解病情。宜多吃赤小豆、薏米、冬瓜、番茄、洋葱、绿豆、西瓜、甘蔗、马齿苋、苋菜、海带、紫菜、荸荠、茯苓等食物。

不宜过咸、高蛋白及油腻厚重、辛辣刺激的食物，不宜暴饮暴食。

赤豆粥

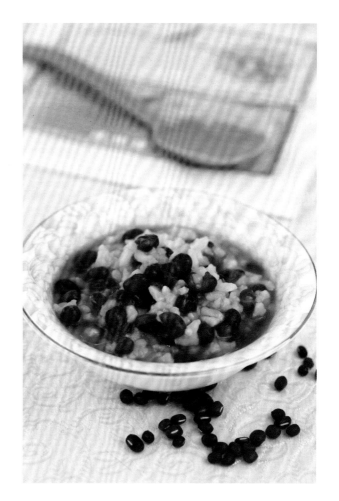

材 料

赤小豆30克，粳米100克。

调 料

白糖适量。

做 法

1 将各材料分别淘洗干净。

2 锅中放入赤小豆，加入适量水，小火煮20分钟，倒入粳米，继续煮30分钟即可。

3 吃时放白糖调味。

贴心絮语

🔵 赤小豆是一种常见杂粮，有利水消肿、解毒排脓的功效，常用于水肿胀满、脚气肢肿、黄疸尿赤、尿路不利、痈肿疮毒等症。

🔵 赤小豆除了含有丰富的钾之外，其外皮中所含的皂角苷有较强的利尿作用，对因肾脏功能衰退及脚气病引起的脸部、脚部浮肿有很好的辅助治疗效果。

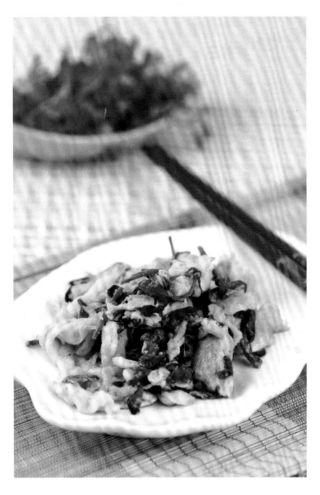

马齿苋炒鸡蛋

材料

马齿苋100克，鸡蛋1个，葱花少许。

调料

盐适量。

做法

1 将马齿苋择洗干净，切成段，焯烫，晾凉。

2 鸡蛋打入碗中，放入马齿苋和盐，搅打均匀。

3 锅中倒入油烧热，下葱花炝锅，倒入马齿苋、鸡蛋液，翻炒至熟即可。

贴心絮语

- 🪙 马齿苋有清热解毒、散血消肿的功效。可用于热痢脓血、热淋、血淋、痈肿恶疮等。
- 🪙 《本草纲目》中说它"解毒通淋"。《太平圣惠方》中记载"治小便热淋：马齿苋汁服之。""热淋"为中医淋证范畴，指小便赤涩，为泌尿系统疾病的症状。
- 🪙 马齿苋与鸡蛋同炒，可增强体质，缓解病情。

洋葱番茄烧土豆

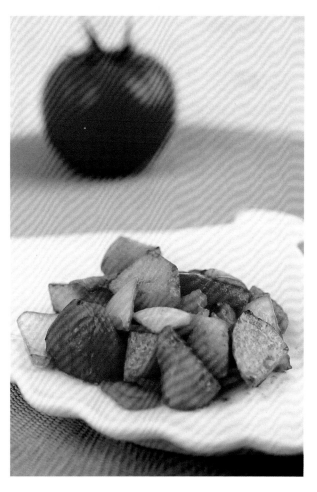

材料

洋葱、番茄、土豆各100克。

调料

酱油、白糖各15克，黑胡椒粉、盐、鸡精各适量。

做法

1 洋葱、番茄分别切大块。

2 土豆去皮，切滚刀块，炸至表面略焦黄。

3 锅中倒油烧热，先放洋葱炒出香味，再依次放入土豆、番茄，加酱油、白糖翻炒2分钟，放入黑胡椒粉、盐、鸡精炒匀即可。

贴心絮语

🔘 洋葱含有前列腺素A，对养护前列腺、维护性功能、括张和软化血管有益。番茄所含的番茄红素对防治前列腺疾病也有一定作用。

🔘 土豆是高钾食物，能帮助身体排出因食盐过多而滞留在体内的钠盐，促进身体排出多余的水分，是肾病水肿者的保健佳品。

🔘 此菜尤宜肾病水肿及前列腺疾病患者调养。

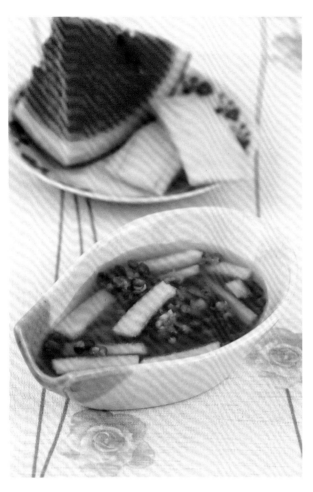

绿豆瓜皮汤

材料

西瓜皮白色部分100克，绿豆30克。

调料

白糖适量。

做法

1 将西瓜皮白色部分切成片；绿豆洗净。

2 锅中放入绿豆，加适量水煮20分钟，放入西瓜皮片，继续煮10分钟即可。

3 盛入碗中，放入白糖，调拌均匀食用。

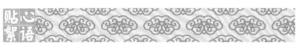

贴心絮语

🔘 绿豆可清热解毒，利尿消肿，改善小便不利、湿热水肿的症状，还能起到降压、降脂、抗肿瘤的作用，是日常保健常用食材。

🔘 西瓜皮有很好的利尿功效，常用于治疗肾脏疾病引起的水肿，对因心脏病、高血压等其他水肿也有疗效。西瓜果肉也有利尿作用，但西瓜皮效果更胜一筹。

🔘 此汤较寒凉，脾胃虚寒、泄泻者慎食。

黄花肉丝汤

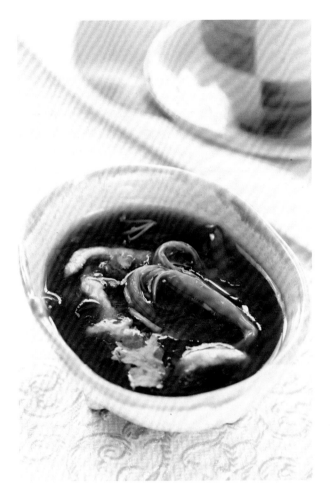

材料

黄花菜30克，猪肉70克，香菜段适量，葱花少许。

调料

酱油、淀粉、香油各10克，盐、胡椒粉各适量。

做法

1 将黄花菜泡软，择洗干净，切段；猪肉切丝，用淀粉抓匀。

2 炒锅中倒油烧热，下葱花爆香，倒入酱油和适量水烧开，放入黄花菜略煮，放猪肉丝滑散，加盐、胡椒粉调味即可。

3 盛入碗中，淋香油，撒上香菜段。

贴心絮语

🔘 黄花菜有养血平肝、利尿消肿、止血消炎、清热安神等功效，对小便不通、水肿、尿路感染、淋病、便血、失眠等均有疗效。

🔘 此汤可增强免疫力，缓解泌尿系统疾病症状，可作为日常防病保健汤食用。

🔘 此汤也适合心神不安、烦闷失眠、脑力减退、血压高者多食。

调养肺病缓解咳喘

慢阻肺、老慢支、肺气肿、肺炎、肺结核、肺癌等肺病在老年人中发病率很高，这一方面与空气污染、吸烟、寒冷等外部环境诱因有关，另一方面，老人体质虚弱、免疫力差，也是重要的发病原因。肺病一般病程长、易反复，在用药治疗的同时，如能配合饮食调养，对缓解病情、减轻症状、预防复发大有益处。

肺病患者应多吃润肺生津、止咳化痰的食物。肺热痰火者宜多吃枇杷、萝卜、荸荠、海蜇、海带、紫菜、梨、罗汉果、甘蔗等。风寒咳嗽者宜多吃葱白、生姜、紫苏叶、杏仁、陈皮、香菜等。胸闷气短者宜多吃杏仁、百合、莲藕、陈皮、橙子、萝卜等。肺燥干咳者宜多吃芝麻、蜂蜜、木耳、银耳、核桃、香蕉、燕窝等。

肺病者应避免烟酒、油腻及辛辣刺激性食物。

桔梗菊花双叶茶

材料

桔梗6克，桑叶、薄荷、菊花各3克。

调料

冰糖适量。

做法

将桔梗、桑叶、薄荷、菊花洗净，和冰糖一起放入茶壶中，冲入沸水，闷泡15分钟后即可饮用。

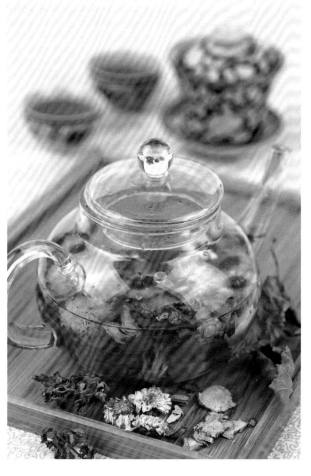

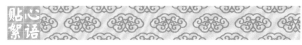

贴心絮语

- 桔梗有宣肺、利咽、祛痰、排脓的功效，常用于咳嗽痰多、胸闷不畅、咽痛音哑、肺痈咳吐脓血等症。
- 桑叶、菊花、薄荷均为辛凉解表、疏风清热的药材，与桔梗同用，可增强宣肺止咳的效果，适合风热犯肺所致急性支气管炎、上呼吸道感染、肺炎等。
- 风寒咳嗽者不宜。

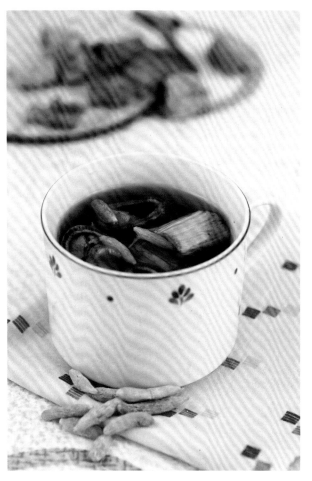

麦冬芦根茶

材料

芦根15克（或鲜品30克），麦冬15克。

调料

冰糖适量。

做法

将芦根、麦冬和冰糖一起放入杯中，冲入沸水，加盖闷15分钟后即可饮用。

贴心絮语

- 麦冬可养阴生津、润肺清心，芦根可清热除烦、生津止渴，二者都是清肺热、养肺阴的良药。
- 此饮有生津清热、养阴润燥、清肺止咳的功效，适合阴虚肺燥及肺热咳嗽、咯血、肺痈吐脓、支气管炎、咽痛音哑者饮用。
- 脾胃虚寒、风寒咳嗽及湿痰者不宜。

瓜蒌蜂蜜饮

材料

蜜炙瓜蒌15克。

调料

蜂蜜30克。

做法

1 将蜜炙瓜蒌放入锅中，加适量水煎煮汤汁。

2 过滤后将汤汁倒入碗中，加入蜂蜜搅匀即可。

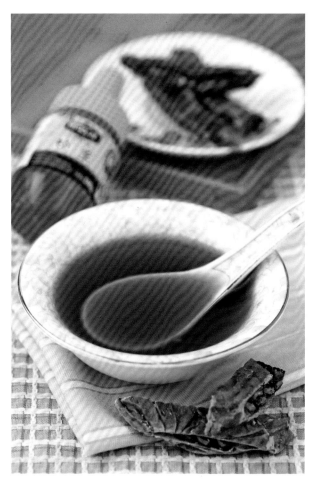

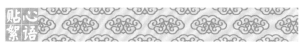

- 瓜蒌可清热化痰、宽胸散结。其善清肺热、润肺燥而化热痰、燥痰，常用于痰热咳喘，又因其利气开郁，可导痰浊下行而宽胸散结，也常用于胸痹疼痛、痰热结胸等症。

- 瓜蒌搭配补气益肺、润燥止咳的蜂蜜，可增强清肺润燥、化痰止咳的作用，适合肺热咳嗽、痰多、久咳不止者。

- 脾胃虚寒泄泻及有寒痰、湿痰者不宜。

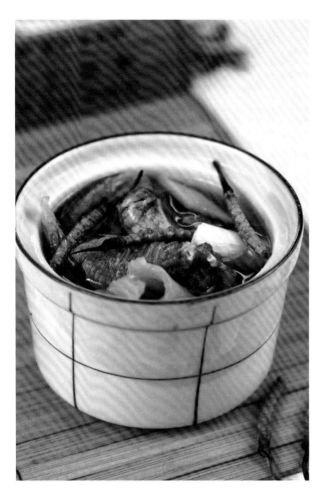

虫草甲鱼汤

材料

收拾干净的甲鱼500克，冬虫夏草6克，葱段、姜片各20克，鸡高汤适量。

调料

料酒、盐各适量。

做法

1 将收拾干净的甲鱼切成块，放入冷水锅中，煮沸即捞出，洗净。

2 将甲鱼块放入蒸盅，码放葱段、姜片和冬虫夏草，加入适量鸡高汤、料酒和盐。

3 蒸锅上火烧开锅，放入蒸盅，大火蒸1.5小时即可。

贴心絮语

🔘 冬虫夏草有补肺益肾、止血化痰、止咳平喘的功效，是平补肺肾的佳品，尤其适用于久咳虚喘、劳嗽痰血。

🔘 甲鱼滋阴养血，补益体虚，适合虚劳阴亏、瘦弱乏力、肺结核及肿瘤低烧不退者食用。

🔘 此汤适合老年虚弱型慢性肺病患者调养，可缓解久咳虚喘、劳嗽痰血等症状。

🔘 甲鱼较滋腻难化，脾胃虚弱、腹泻者不宜。有表邪者不宜用虫草。

萝卜荸荠杏仁汤

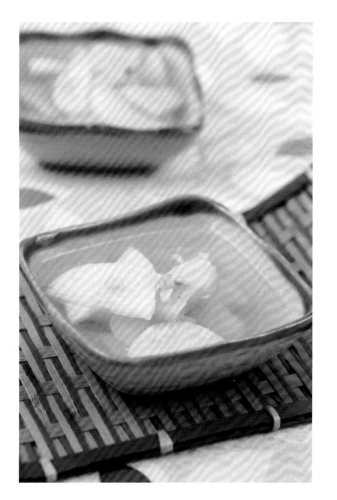

材料

白萝卜、荸荠各100克，杏仁10克。

调料

冰糖适量。

做法

1 将白萝卜、荸荠分别洗净，去皮，切片；杏仁捣碎。

2 锅中放入萝卜片、荸荠片和杏仁，加适量水烧开，改小火煮20分钟，放入冰糖，继续煮5分钟即可。

🔘 杏仁止咳平喘，荸荠清热解毒、化湿祛痰，白萝卜下气、化痰热，冰糖亦可润肺止咳。

🔘 多种养肺食物合用，可增强止咳化痰、降气平喘的功效，适合阴虚肺燥、痰热咳嗽、痰中带血、咽喉不爽者，是咳嗽痰多、气逆喘促者理想的保健汤。

🔘 此方以缓解热咳、燥咳为主，气虚、寒咳、脾胃虚寒、泄泻者不宜多服。

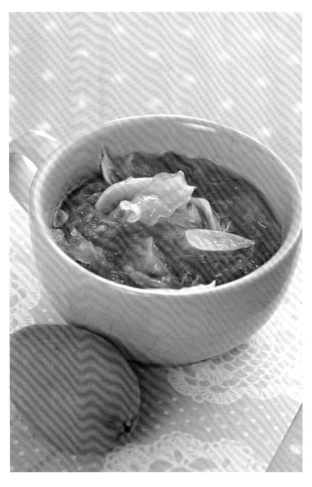

枇杷百合银耳羹

材料

枇杷50克，鲜百合、水发银耳各30克。

调料

冰糖适量。

做法

1 将枇杷去核，洗净，捣烂；鲜百合、水发银耳分别洗净，撕成小片。

2 银耳放入锅中，加适量水，煮至软烂黏稠时放入百合、枇杷、冰糖，略煮即成。

贴心絮语

- 枇杷、银耳都是滋阴润肺的天然食材，百合有补肺阴、清肺热的功效，并有一定的止咳祛痰作用。

- 此羹可用于阴虚肺燥、肺热咳嗽，尤宜干咳少痰、咯血、咽干音哑、津伤口渴、心胸烦闷者食用。

- 风寒外感咳嗽、虚寒腹泻者不宜。

银耳燕窝羹

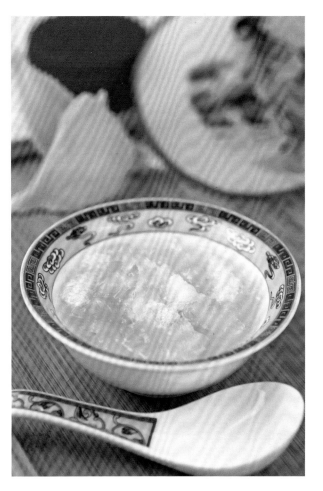

材料

燕窝5克，水发银耳30克。

调料

冰糖20克。

做法

1 将燕窝用温水浸泡至松软，择去杂质，洗净沥干，撕成细条；银耳洗净，撕成小块。

2 把银耳、燕窝和冰糖放入蒸碗，加适量水，上蒸锅，大火蒸30分钟即可。

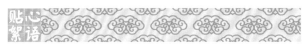

贴心絮语

- 燕窝是养阴润燥、益气补中、化痰止咳的传统滋养品，常用于久病虚损、肺痨咳嗽、痰喘、咯血、吐血等症，也是增强体质、提高免疫力的保健品。

- 此羹养阴润肺，是虚弱型肺病的传统食疗品，适合肺胃阴虚所致的肺痨咳嗽、干咳无痰、痰中带血、潮热盗汗、口咽干燥者。

- 湿痰停滞及有表邪者不宜。

图书在版编目（CIP）数据

让父母身体安康儿女放心的饮食调养书 / 余瀛鳌，陈思燕编著 . —北京：中国中医药出版社，2018.4

（一家人的小食方丛书）

ISBN 978 – 7 – 5132 – 4705 – 4

Ⅰ . ①让⋯　Ⅱ . ①余⋯ ②陈⋯　Ⅲ . ①食物疗法 – 食谱

Ⅳ . ① R247.1 ② TS972.161

中国版本图书馆 CIP 数据核字（2017）第 311779 号

中国中医药出版社出版

北京市朝阳区北三环东路 28 号易亨大厦 16 层

邮政编码　100013

传真　010-64405750

山东临沂新华印刷物流集团有限责任公司印刷

各地新华书店经销

开本 710×1000　1/16　印张 13　字数 168 千字

2018 年 4 月第 1 版　2018 年 4 月第 1 次印刷

书号　ISBN 978 – 7 – 5132 – 4705 – 4

定价　48.00 元

网址　www.cptcm.com

社长热线　010–64405720

购书热线　010–89535836

维权打假　010–64405753

微信服务号　**zgzyycbs**

微商城网址　**https：//kdt.im/LIdUGr**

官方微博　**http：//e.weibo.com/cptcm**

天猫旗舰店网址　**https：//zgzyycbs.tmall.com**

如有印装质量问题请与本社出版部联系（010-64405510）